U0071592

思想觀念的帶動者
文化現象的觀察者
本土經驗的整理者
生命故事的關懷者

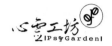

SelfHelp

顛倒的夢想，窒息的心願，沉淪的夢想
為在暗夜進出的靈魂，守住窗前最後的一盞燭光
直到晨星在天邊發亮

第四版

SCHIZOPHRENIA
the facts, 4th Edition

思覺失調症
你應該知道的事實

Stephen J. Glatt
史帝芬・葛拉特

Stephen V. Faraone
史帝芬・法拉昂

Ming T. Tsuang
莊明哲

廖婉如————譯 謝明憲、許藝瀚————審閱

各界好評

「本書提供了社會大眾迫切需要的真知洞見，將這個受到嚴重誤解的精神疾病細說分明。作者們以淺顯易懂又明確具體的方式，把攸關此一複雜疾病的大量神經生物因素，解說得相當清楚到位。患有思覺失調症的人及其家屬經常要跟這個疾病搏鬥，他們面對很多的挑戰，需要找到答案和解決辦法，這本書無疑是絕佳幫手。」

——伊芙琳·崔普爾（Evelyne Tropper）
全美精神疾病聯盟（NAMI）紐約分會執行長

「對思覺失調症和常見精神疾病感興趣或關心的人來說，這是一本必讀的書。這本書以淺白的語言，將基本知識和最先進研究的新穎洞見無縫接軌，無論是這領域的新手或是專家，都會覺得趣味盎然。」

——陳為堅
臺大公衛學院公共衛生學系暨
流行病學與預防醫學研究所特聘教授
國家衛生研究院神經及精神醫學研究中心特聘研究員／主任

「我深信這本深入淺出的書能夠發揮重要功能，幫助社會與個人克服思覺失調症。」

——米田裕（Hiroshi Yoneda）
大阪醫科大學精神醫學教授

「一本不可或缺的資源：這本書平易近人，不論專家、病患和一般大眾都會讀得津津有味。」

——陳曉剛（Xiaogang Chen，音譯）
中南大學精神醫學教授

思覺失調症研究重要推手

　　思覺失調症一向被看成是精神疾病的「重中之重」，因為發病時會出現的妄想、幻覺等症狀，讓人覺得不尋常，因而感到擔憂，甚至害怕。而有部分的病人會反覆發作，因而給人不易治療的印象。

　　其實，我們對於思覺失調症，已累積了相當多的新知。光是疾病的中文名稱，從傳統的「精神分裂症」改成「思覺失調症」，就見證了過去幾十年來的研究成果。而本書的資深作者，莊明哲教授，即是這些研究的重要推手。從進入臺大精神科擔任住院醫師起，中間到英國倫敦大學取得精神遺傳學哲學博士，再到美國任教，先後在愛荷華大學、布朗大學、哈佛大學，現為加州大學聖地牙哥分校的講座教授，莊教授投身思覺失調症的研究與照護，已超過一甲子。由於他在研究上的傑出成就，莊教授先後獲選為美國國家科學院醫學院士（1994）與中央研究院院士（1996）。

　　本書的第一版是在 1982 年由牛津大學出版社印行，莊明哲教授與 Mary E. Woesner 合著，只有 95 頁。隔了 15 年，在 1997 年才出第二版，改由莊教授與 Steve V. Faraone 合著，頁數增加到 192 頁。再過 14 年，於 2011 年出了第三版，由莊教授與 Steve V. Faraone, Stephen J. Glatt 合著，頁數則控制在 160 頁。不到 8 年，在 2019 年出第四版，可說是最快的一次改版，頁數稍減為 154 頁。

對於這麼複雜的疾病，累積的研究文獻可說汗牛充棟。但是要能維持精簡，又要能準確傳達最新的研究進展，並不是一件容易的事。因此，當第四版的英文版準備要出版時，牛津大學出版社請我為該書寫一段推薦語。我特地向好友王浩威醫師推薦這本書，促成了心靈工坊向牛津大學出版社取得中文翻譯版權。經過一年多的努力，中文版也要出版了。就像我在英文版的推薦語所說的：

> 「對思覺失調症和常見精神疾病感興趣或關心的人來說，這是一本必讀的書。這本書以淺白的語言，將基本知識和最先進研究的新穎洞見無縫接軌，無論是這領域的新手或是專家，都會覺得趣味盎然。」

像莊明哲教授這樣著作等身的專精學者，不但創辦並主編英文學術期刊（*Neuropsychiatric Genetics*），由他編、寫的英文專書，也非常多。但是，他仍然不忘為一般讀者費心撰寫一本比較淺白易懂的書，而且一再改版修訂。這應該跟他不忘初衷，一心想幫助精神疾病患者有關。

如果知道莊教授早期是如何踏入這個領域，大概就不會訝異。莊教授在 1999 年，接受當時的博士生郭柏秀與我的訪談中（刊於景福醫訊 16 卷 3 期，66-71 頁），談到他在醫學生時代，就每年暑假到花蓮門諾基督教醫院當義工，並組醫療服務隊到一些偏遠無醫師的漁村做醫療傳教。他在當實習醫師時，有機會與一位牧師娘認養的十幾

歲違法青少年住在一起，因此有機會瞭解到這些表面上會打架、滋事、偷竊的年輕人，其實是乏人關懷而想引人注意。他就以這些人為個案研究，寫成「少年犯罪的心理因素」的畢業論文。

我個人因緣際會，在莊教授於哈佛大學任教期間，成為他的博士生，因而有了第一手經驗，觀察他如何透過練習與蒐集聽眾反應，來精進每一場演講。記得有一次他受英國皇家精神科學院（Royal College of Psychiatrists）的邀請，擔任 1988 年的 Maudsley Hospital Bequest Lecture。他事先準備了一次試講，除了邀請團隊中的其他研究人員，還是博士生的 2 位（我是其中一名）也被邀請。當時他已是哈佛大學精神科 Stanley Cobb 特別講座教授，但是講完後，他逐一問在場的人，有什麼說得不清楚或難懂的地方，或是建議修改之處（這篇講稿後來登在 *British Journal of Psychiatry*, 1990;156:17-26）。這種精益求精、努力改善表達方式的精神，也說明了為何莊教授會長期投入大量心力，一再設法用淺顯易懂，但又符合最新科學研究的方式，來跟一般大眾分享學界對於思覺失調症的最新見解。

本書中文版的發行，讓大家有機會來好好分享莊教授及其同事長期研究的心得，在這特別的 2020 年，真是一項值得喝采的事！

陳為堅

國家衛生研究院神經及精神醫學研究中心特聘研究員／主任
國立臺灣大學公共衛生學院公共衛生學系暨
流行病學與預防醫學研究所特聘教授

目次

前言

　　被診斷出思覺失調症，對患者和家屬來說都是個大衝擊。思覺失調症的一大問題，是大眾對這個疾病的普遍誤解和迷思。家屬聽到這個診斷，通常需要相關的說明，卻發現精神健康專家給的資訊多得讓人記不住。其實家屬真正需要的，是可以隨時取得的資源。

　　在今天，想找資源，第一步就是上網去找，但是網路上的資訊龐雜零亂，而且良莠不齊。這就是葛拉特、法拉昂和莊明哲合著的這本書如此重要的原因。市面上很少有書是專門為家屬而寫的，而這本書的獨到之處，正是它透過簡單易懂的語言，一步步帶領讀者了解思覺失調症的重要議題，說明思覺失調症是什麼、不是什麼，以消除大眾的迷思與錯誤觀念。

　　這本書以扎實的研究論文為基礎，闡述科學界多年來探討思覺失調症的主要發現，以增進我們的理解。循序漸進的篇章涵蓋了思覺失調症的症狀、如何診斷，以及思覺失調症的各種亞型。作者們解說大量的研究，指出思覺失調症在全世界有多麼常見、其基因的基礎和環境的效應，以及治療的選項與成效。最後一章談到了與思覺失調症病患共同生活的家人的重要角色，以及家人如何幫助病患改善病情。

　　這本囊括了必要知識與訊息的書，對於受到思覺失調

症影響的家庭是無比寶貴的資源。

伊恩‧保羅‧艾佛若（Ian Paul Everall）

倫敦大學國王學院精神醫學、心理學
和神經科學研究所執行所長

作者序

　　這本書的主要目的，是為一般讀者引介當前有關思覺失調症這種大腦疾病的科學知識。本版與上個版本相隔的時間縮短（隔了七年，前幾個版本則是相隔十四至十五年），可見精神醫學領域的進展日新月異，經過驗證的事實以空前速度不斷累積。我們無意把在精神醫學或醫學其他分科或精神健康相關領域受過專業訓練的讀者排除在外，不過我們關心的，主要是幫助有思覺失調症的人、他們的家人、親友、助人者等相關的人，更充分地了解這個疾病。

　　要達到這個目標，我們免不了會用到精神健康的一些專業術語。然而在使用這些術語時，我們秉持兩個原則：術語一定會定義清楚，而且會努力避開精神健康的圈內「行話」——也就是某個領域的專家們為了方便溝通把一些冗長用詞縮短成只有內行人才聽得懂的那些半俚語的字眼。舉個例子來說，有別於這本書最初的幾個版本，我們把在先前使用的「思覺失調者」（schizophrenics）一詞改成「患有思覺失調症的人」（individuals with schizophrenia），因為我們了解到，這些人深受一種腦部疾病所苦，所以用這種疾病來定義這些人是不妥當的。在這最新版本裡，我們在使用「思覺失調症病患」（schizophrenia patients）一詞時，也只限於我們明確描述

其過去病況的病患，或者在診斷和治療的脈絡裡的病患，因為並不是每個有思覺失調症的人在生病期間，都接受過醫學上的診斷和治療。

關於本書中科學研究的參考資料，我們的原則也是能不提就不提，部分原因是因為篇幅有限，但更多的考量在於，我們希望這本書淺顯易懂，好讓讀者理解到的「事實」與我們的理解沒有落差。這不是學術性的文章，我們不認為說明書中援引的每項研究的來源、日期和學者對讀者有很大的幫助。當然，思覺失調症的重大研究計畫，以及主持計畫的研究者，我們會特別指出來，也會特別著墨。反過來說，讀者也會注意到，在這本書裡並沒有詳盡說明科學文獻中一些最新近的研究成果。儘管我們很關注這些研究，也密切追蹤其後續的發展，但我們把書中的討論限定於幾個主題，關於這些主題，我們所知道的已經足夠，而且被可靠地反覆驗證過，因此很值得囊括在這本副書名為「你應該知道的事實」的書裡。

史帝芬・葛拉特（Stephen J. Glatt）、
史帝芬・法拉昂（Stephen V. Faraone），於紐約雪城
莊明哲（Ming T. Tsuang），於加州拉霍亞
2018 年

【第一章】
什麼是思覺失調症？

本章重點

⊃ 思覺失調症是一種嚴重的精神疾病，病患的思考模式、情緒、行為以及對外在世界的觀感都會發生變化。

⊃ 思覺失調症很可能不是單一疾患，而是一個系列或者「光譜」的相關疾病，這些疾病的症狀、嚴重程度不一，結果也不同。

　　翻開這本書來讀的人，多半都是頭一次想多加了解思覺失調症，也許是因為他們所關心的人最近被診斷出得了這個疾病，也許單純是出於學術的興趣。因此，我們的目標是要清楚地勾勒出這個疾病的基本樣貌，而且盡量不用專業術語（雖然有時在所難免）。很多人對思覺失調症的第一印象是從電影、電視或報章雜誌得來的，印象形成之前他們從未遇過患有這種疾病的人。這些報導和描寫當中，有一些很平實準確地呈現了思覺失調症的某些側面，是很有用的輔助資料，可以幫助讀者在閱讀這本書時更充分認識這種疾病（但都無法面面俱到）。舉例來說，在電影《美麗境界》（*A Beautiful Mind*）裡的約翰・納許

（John Nash）以及《心靈獨奏》（*The Soloist*）裡的納撒尼爾‧艾爾斯（Nathaniel Ayers），如實呈現了這兩位病患對這個疾病的親身經驗。《夢幻狂殺》（Clean, Shaven）、《怵目驚魂 28 天》（*Donnie Darko*）、《奇幻城市》（*The Fisher King*）等電影也非常合理地捕捉了思覺失調症的真實情況。然而更常見的是，有些作家和劇作家謬誤地醜化了思覺失調症，讓很多沒有實際接觸過這種疾病的人形成負面觀感也把它污名化。我們將在後續的「什麼不是思覺失調症」那一章討論這些不實描述，此處先來談談這個疾病的主要事實。

　　請記得，思覺失調症是最複雜多變的人類疾病。這是一本談思覺失調症的教科書，但書裡沒有思覺失調症的「範例」。否則你閱讀範例陳述時也許會一面看一面想：

2 「這一點也不像我見過或遇過的情形」。我們盡可能描繪出思覺失調症的大致模樣，讓讀者能夠在見到思覺失調症時辨認出來並且有所理解。我們用個案的一些軼事趣聞來說明這個疾病的特徵，但是這些可能跟你見識過的思覺失調症不太一樣。你見過或遇過的思覺失調症，很可能只顯現出部分特徵。因此，本書所要呈現的是思覺失調症的整體狀況，而不是所有罹患這個疾病的人呈現出的所有症狀細節。

　　思覺失調症是一種精神疾病，會對病人本身、家屬和社會帶來很大的衝擊。病患的視覺、聽覺和其他處理外界訊息的能力（也就是**知覺**），會出現形形色色的問題。病人常態的思考模式、情緒和行為也會受到損害。對於很

多思覺失調症病患來說，生活的這些基本面出現問題，會癱瘓日常生活的功能。這些問題可能導致終身失能，反覆住院，很困難維持家庭關係和社交關係。由於病患受困於內在狀態而且無能與外界溝通，加上一些混亂行為時而發作，他們的社交關係通常也是支離破碎。對家屬來說，要照顧罹患精神疾病的親人，還要背負家人有精神病的污名，也是沉重不堪的負荷。由於思覺失調症這種嚴重的疾病很常見，在當今被視為主要的公共衛生問題。

不論是從**病因**（原因）還是**臨床表現**（症狀）來看，思覺失調症都是非常複雜的疾病。雖然人類研究這種疾病的歷史已經超過一百四十年，對於它的病因、病程和治療，我們要了解的還有很多。不過最近四十年來出現了大幅的進展，部分的進展來自研究方法的提升，譬如腦部造影和分子基因技術。另一個來源則是思覺失調症診斷標準的持續改進。我們目前把思覺失調症看成是異常心理學上的一個系列或「光譜」（spectrum）上的一個點（或端點endpoint），而不把它視為單一的疾病。這個觀點改變了界定這個疾病的很多提問方式。

思覺失調症「**光譜**」的概念，囊括了思覺失調症以及許多相關的——但一般而言較輕微的——狀況，並不是新的概念。提出這概念的是尤金・布魯勒（Eugen Bleuler）博士，他在 1911 年的文章《早發性癡呆》（*Demenia Praecox*）或《思覺失調症候群》（*The Group of Schizophrenias*）便預示了我們當今的觀點。我們現在知道情感思覺失調症（schizoaffective disorders）以及思覺失

調型（schizotypal）、妄想型（paranoid）、孤僻型人格障礙症（schizo personality disorders）都和思覺失調症有共同的一些症狀和病因。這方面的知識有助於我們探究其共同的風險因素和治療方法。換句話說，我們對思覺失調症基本面的知識不斷增長，也有助於我們更加了解思覺失調症光譜上的其他疾病。

思覺失調症有那些症狀？

本章重點

➲ 幻聽、被外人控制的妄想、情感淡漠以及缺乏病識
　感，是思覺失調症常見的一些症狀，這些症狀跨越
　所有文化和語言。

➲ 思覺失調症的正性症狀指的是，在正常行為範圍之
　外**多出來的**特徵，譬如幻覺和妄想，而不是指這個
　疾病的正面特質。

➲ 負性症狀指的是病患**缺乏**正常人應該有的行為，表
　現在一系列的認知和動作症狀上：包括情感淡漠
　（affective blunting，在顯露情緒上有障礙）、言語貧乏
　（alogia）、意志力缺乏（avolition，缺乏與外界互動的
　動力）、喜樂不能（anhedonia，喪失了感受樂趣的能
　力）、社交退縮（寧可獨處）和僵直症（catatonia）。

➲ 負性症狀通常比正性症狀更難發現與治療。相較於
　正性症狀，負性症狀比較不會對他人造成干擾，但
　是仍然會損害病患自己的生活能力。

　　思覺失調症的症狀分成兩大類：正性和負性症狀。
正性症狀是正常人沒有，病人才有的行為或經驗，幻聽就

是個好例子。**負性症狀**是正常人有而病人沒有的行為，感受樂趣的經驗減少就是一例。在疾病的「活躍」期正性症狀最明顯，這時候病人最失常混亂。病人通常會在活躍期被轉介就醫，這往往是因為在此期間，病人會做一些事或說一些話干擾到周遭的人，或者至少會引起他人注意和關心。舉例來說，出現妄想症狀的老婆可能會跟老公抱怨說，有陌生人尾隨她，要老公幫忙想想辦法叫他們別跟了。負性症狀則在疾病的「**前驅期**」（prodromal phase）和「**殘留期**」（residual phase）最明顯。前驅期出現在首次活躍期之前（因此事實上病人尚未被診斷出思覺失調症），殘留期則出現在每一次的活躍期之後。

正性症狀

這一類症狀經常包括了妄想和聽幻覺、視幻覺或其他官能的幻覺。正性症狀可分成**知覺的**（也就是對感官接收刺激的察覺力所造成的影響）、**認知的**（對思考方式造成的衝擊）、**情緒的**或**動作的**（身體方面的）徵兆。這些症狀即便非專業人士也很容易看出來，所以一般人對於思覺失調症的觀感，有很大一部分來自這些症狀。

聽幻覺是思覺失調症最常見的知覺問題。這些幻覺經常以聲音的形式出現，有時是滔滔不絕地對個人的想法或行為加以評論。這些評論有時會以不同的聲音出現，而且彼此交談。有些思覺失調症患者有**視幻覺**、**嗅幻覺**或**味幻覺**，但這些情況很罕見。也可能出現**體幻覺**（somatic hallucinations），在這種情況下，知覺產生變化的對象是身體器官。

明確區分幻覺（hallucinations）和**錯覺**（illusions）很重要，幻覺指的是在沒有刺激的情況下所產生的知覺或經驗，錯覺指的是對模糊刺激所產生的錯誤反應。舉例來說，在回答關於視幻覺的提問時，我們有一位病患說，他某天晚上看見了過世的母親。我們進一步細問後發現，病患其實是看見了某個長相神似母親的人，在昏暗光線下更形逼真。儘管我們可以從中了解病患對於母親過世的反應，但這是錯覺，不是思覺失調症所引起的幻覺。視幻覺也不應該跟很多人在臨睡前的「寤寐中」看到的影像相互混淆。

妄想是不實的信念，而且任何理由或經驗都無法撼動它，即使個體的心智處在清醒狀態也改變不了。妄想是思覺失調症在思考方面出問題時最常見的形式。值得玩味的是，妄想的**對象**通常跟病患的文化背景有關，而妄想的**源頭**通常是很私人的。在麥斯默（Franz Mesmer）[1]的年代，思覺失調症的病患會說自己被催眠術控制；一百年前的病患，會說被電力控制；五十年前，被電視控制。在今天，他們會說，自己受到電腦、手機或網路操控。

儘管思覺失調症患者的妄想形形色色，還是可以歸納出幾個常見的主題。舉例來說，有**偏執妄想**（paranoid delusions）的人會說有人想傷害他們，也許是精神上的傷

1　譯註：Franz Mesmer（1734-1815），維也納醫師，催眠的先驅。

害，也許是身體上的。就如同其他的妄想，這些妄想很容易被辨識出來，因為有些內容顯然很荒唐（譬如，這人會埋怨說，她的母親跟政府當局密謀，不讓她高中畢業）。然而，在某些情況下，偏執的信念因為很離譜而看似虛假，但它可能是真的。譬如說，我們有個病患很怕被黑手黨下毒手，在仔細了解他過去的犯罪紀錄後，他的偏執信念反倒很合理，不是妄想。

有**罪惡妄想**或**自責妄想**（delusions of sin or guilt）的思覺失調症病患，堅信自己做錯事正在受懲罰，或應該受懲罰。這種妄想可能與某個真實事件有關，也可能是想像出來的，不過就算有真實事件存在，病患想到的懲罰也遠遠超乎做錯事的嚴重性（譬如說，有個人忘記幫忙父親修剪草坪，結果認為自己應該被罰關在衣櫥內一輩子）。偏執妄想和自責妄想的差別是，偏執的人認為自己不該受到自身所感覺到的迫害，而有自責妄想的人覺得自己罪有應得。罪惡妄想或自責妄想也常在其他精神疾病患者身上出現，譬如情感性疾患（mood disorders），因此，面對有這類妄想的人時，必須仔細評估患者是否表現出憂鬱症或雙相性障礙症（即躁鬱症）的跡象。

嫉妒妄想（delusions of jealousy）是堅信配偶或戀人不忠，這種妄想通常很難判斷。如果另一半確實沒有什麼異狀，可以從病患能否舉出相關的證據來判斷妄想是否成立。遇到證據不利於妄想的信念時，真正有妄想的病患會忽視它或者牽強地辯解，而且可想而知，只要證據有利於妄想，不管再怎麼微弱，病患都會深信不疑。

身體妄想（somatic delusions）通常跟體幻覺有關，妄想的對象是病患自己的身體。這些妄想通常很怪異又惱人，往往傳達出病患堅信自己的身體受傷或毀壞。譬如說，有個病患深信體內有一隻大蟲在啃食他的腸子；另有一個病患自覺身體正由內腐敗，所以認定自己快死了。這些妄想也可能在其他精神病狀態中出現，例如有精神症狀的憂鬱症和妄想症（delusional disorder），因此在診斷時也要考量到這類病症，才能挑選出正確的療法。身體妄想症病患很罕見，而且看起來很像有慮病症，老是在擔憂身體有沒有毛病。兩者的差別在於認定的程度不同：在有身體妄想的人看來，這些病症或外觀的改變是很真實的，通常很怪異也沒有現實基礎，而且他們堅信不移。

　　有**誇大妄想**（grandiose delusions）的人，把自己的才能和成就誇大到不切實際甚而離譜的地步。一個極端的例子是，有個病患宣稱自己是「宇宙之王」，自認跟上帝有特殊關係。在比較輕微的案例裡，個案可能宣稱自己擁有獨特才能，卻又證據不足（例如，有個病患宣稱自己是偉大的數學家，而他聲稱的數學證明，卻是凌亂的塗鴉）。由於誇大也是躁症（mania）和輕躁症（hypomania）的常見特徵，因此在評估這類症狀時，要把思覺失調症的誇大妄想和躁症的發作區分開來。

　　如果個體描述的虛妄信念涉及宗教或靈性主題，很可能就是出現**宗教妄想**。宗教內容的妄想可能很明顯，譬如有位病患在屋裡堆滿了葡萄柚，因為她深信葡萄柚蘊含神的本質。然而，宗教信念的妄想比其他型態的妄想更不

6

【第二章】思覺失調症有那些症狀？—

23

容易確立，因為宗教信念如果與個體的文化背景吻合，就不能視為妄想。舉例來說，『耶和華見證人教派』深信世界末日就要到來。如果這個教派的信徒持有這樣的信念就不是妄想，假使不是信徒卻表達這樣的信念，很可能就是妄想。反過來說，一些有思覺失調症的人可能會受不尋常的宗教派別吸引。如果疑似有這類情況，就有必要去探究那大抵是妄想的宗教信念，了解個人在加入教派之前的病史，或去了解即便從教派脈絡來看也很怪誕的內容。

其他類的妄想包括**怪誕妄想**（bizarre delusions），妄想的內容非但不合邏輯，而且沒有事實基礎，以及**被控制妄想**，有這種妄想的病患深信自己的腦袋與身體受到外在力量的操控，而這股外力遠非只是勸說或脅迫。另一些常見的妄想牽涉到個體相信自己的想法受到外力影響，這類妄想的一個例子是**思想播放**（thought broadcasting），病患相信自己的想法被播放出去，因此旁人會聽到。另一個例子是**思想插入**（thought insertion），病人感覺到一些外來的想法被強行置入自己的意識中。這些想法的性質都是令人不快的，而且「被置入」的想法會指導個體做出反常的行為。思想插入的反面是**思想被抽除**（thought withdrawal），顧名思義，這種妄想會讓個體感覺到自己的想法從意識中被抽離，所以他們喪失了某些想法，而且同樣又是某個外力所為。這個過程通常以**思考阻斷**（blocking）的方式表現出來，也就是個體會講話講到一半突然停頓。

上述種種的妄想類別，顯示出患有思覺失調症的人在

認知方面的各種問題多得驚人。妄想的嚴重程度可以從五個尺度來衡量：**持續度、複雜度、怪異度、對行為的影響以及持疑度**。妄想的**持續度**可以從信念維持多久，以及妄 7 想讓患者用腦力的情況有多麼頻繁來評量。有些思覺失調症患者說，他們天天受到妄想影響，長達好幾個月，甚或長達好幾年。不過也有另一些病患說，妄想來來去去，每一回只持續幾小時。

妄想的**複雜度**指的是妄想形成一個完整的概念或一組概念的程度。複雜度有時候很低，譬如有個人深信自己是美國總統，卻沒有發展出和這個要職有關的詳細主題或故事情節。另一個病患則有類似的妄想情節但內容非常複雜，他深信自己是美國總統，因為蘇聯情報局要暗殺他，所以不得不隱匿身分。他選擇當銀行出納員，這樣他才能掌控美國的貨幣供應，也就是他權力的終極來源。這樣的妄想可能會發展得精細繁複，把親朋好友都牽扯進來，甚至連陌生人都會在這不尋常的情節裡參一腳。

妄想的**怪異**度或者可信度也不一。有些思覺失調症病患的妄想非常怪異，毫無可信度可言。也有些人的妄想狀似很怪異，但考量到他們的文化背景，則有幾分可信。這種情況通常出現在病患的文化背景較偏異（譬如說，出身於犯罪團體或不尋常的宗教派別），病患的信念會與那背景一致。如果某個信念大抵是一種妄想，讓病患多談談那信念和相關概念的內容會很有用：進一步細究之後，會發現在文化背景上合理但不尋常的信念，其實是複雜又怪異的妄想體系。

妄想**對行為的影響**，要從它激發行動的能耐來評估。一個極端是，個體被問到時才會談起自己的妄想，但從未做出與之有關的行動。另一個極端是，個體經常鼓吹妄想的信念，並根據妄想採取可能損害自己的極端行為（譬如，有個病患放火焚毀自己的房子，因為他深信房子裡有惡靈要置他於死地）。病患對於自己的妄想內容的**持疑度**（degree of doubt）也不同。有些人對自己的妄想深信不疑；有些人有怪異的念頭，他們認為那些念頭**可能**是真實的，只不過篤定的程度輕重有別。

妄想是思覺失調症患者最常見的思考障礙，而且會伴隨著**顯然不合邏輯的思維**（markedly illogical thinking）。舉例來說，患有思覺失調症的人可能會這麼推論：「美國總統是新教徒，我是新教徒，因此我是美國總統。」病患的推理能力受到損害也可能是起於**聯想鬆弛**（loosening of association），在這過程裡病患會把表面上不相干的概念連結在一起。思考和語言通常具有高度連貫性，這種連貫性來自於，在時間、空間或者就結果而言彼此相關的意念和／或意象會串連在一起。答話與提問的關係很牽強或者扯不上關係，則是**言語岔開**（tangentiality）的例子。在正常的談話中，譬如說，當一方談起自己的釣魚假期時，另一方也會談談自己到哪裡度假，或者問對方一些跟度假相關的問題，這才是合理的對答。有思覺失調症的人的對答，可能會談到自己前天吃的鮪魚三明治。對於有思覺失調症的人來說，從釣魚假期鬆散地聯想到鮪魚三明治，這種轉折是有道理的。聯想會變得如此古怪和偏離，以致病患說

話的各個片段之間毫無關聯。在極端的情況裡，有思覺失調症的人說的話好比**語詞拼盤**（word salad）；也就是說，每個句子裡大部分的語詞都像拼盤一樣拼湊在一起，彼此沒有關聯性。

除了說話和思考歷程可見的很多認知問題，有思覺失調症的人也會出現情緒調節失常的徵兆。這類情緒障礙有兩種形式：**不合宜的情感**（inappropriate affect）或**情緒過度激動**（excessive emotional excitement）。不合宜的情感指的是傻笑、自顧自地笑，或者心情與所表露的想法不一致。舉例來說，有思覺失調症的人可能在談到自己摯愛的兄長過世時咧著嘴笑或竊笑；另一個人不管話題為何，都可能持續傻笑或繃著臉。情緒過度激動往往出現在焦躁的人身上，他們**感受到**合宜的情緒，但因為妄想的思維或其他因素，把情緒表露得太過強烈。

一些思覺失調症患者在動作方面表現的極端激動狀態，也屬於一種正性症狀。這種焦躁的狀態，被稱為**僵直的興奮**（catatonic excitement），也就是不受控制的錯亂動作不規則發作。個體可能有過多的手勢，而且過動、具破壞力或暴力。動作的功能失常也可能出現重複的、明顯無意義的動作，稱之為**刻板行為**（stereotypies）。有思覺失調症的人也會出現由習慣性動作組成的個人**做態**（mannerism），通常涉及身體單一部位（做鬼臉、臉部抽筋、無聲的抿嘴、玩弄手指、扭絞雙手或摩搓大腿）。

負性症狀

　　思覺失調症的負性症狀指的是，正常人應該有的行為功能，患者也許缺乏，也許受到損害。如同正性症狀，負性症狀也會影響認知、情緒和行為，不過卻是直接降低這幾個面向的表現力和敏感度。比起正性症狀，負性症狀通常更持久，就某些方面來說也更具破壞性；儘管如此，負性症狀基本上不會導致病患住院。與正性症狀不一樣的是，負性症狀通常不會妨礙或侵擾他人，因此病患不會招引法律人員或醫療人員的注意。負性症狀更不容易界定，因此要可靠地評估和有效地治療也更困難。

　　儘管思覺失調症大多數的思考障礙都是正性症狀，仍有一些屬於負性症狀。最常見的也都反映出思考力的減損。**言談貧乏**（poverty of speech）指的是患者不太說話，不管是主動說話或答話，或者在會引發人說話的正常情境裡都是如此。極端的例子是**緘默症**（mutism），患者壓根不說話，縱使生理功能正常無虞。如果是談話量正常，但是言語沒傳遞什麼訊息，則稱為**言談內容貧乏**（poverty of content of speech）。**回覆延遲**（increased latency of response）指的是延遲很久才答話。**思考阻斷**（blocking）的情形則發生在病患說話說到一半突然中斷無法繼續。

　　思覺失調症負性症狀的特點若是情緒反應減少或闕如，可分為**表情平板**（flat affect）、**表情淡漠**（blunt affect）或**表情受限**（restricted affect）。當一個人說話時

不投入，包括講話沒有抑揚頓挫、沒有手勢、眼神很少與人接觸、自然的動作減少、臉部表情沒變化，或心情沒有相對應的表現，就是表情受限。思覺失調症另一個常被提起的情緒負性症狀是**喜樂不能**（anhedonia），或者說無法感受到樂趣。喜樂不能的徵兆是對於消遣、友誼、性愛或從前喜愛的任何活動感到興趣缺缺。情緒的回應降低也可能表現在無法與他人親近或感受親密。

僵直性木僵（catatonic stupor）是動作方面的負性症狀，它的特徵是患者的動作和言談都減少。雖然很罕見，但有些思覺失調症患者表現出**蠟樣彎曲**（waxy flexibility），在這種情況下，病患的肢體可以任人隨意擺布，有時病患會任人擺出很不舒服的姿勢，卻不會或者很少自行變動姿勢。**固定姿勢**（posturing，也稱為**僵住症**〔catalepsy〕）指的是在僵直性木僵的情況下維持不尋常或不舒服的姿勢很長一段時間。僵直症以前在思覺失調症者身上很常見，現在倒是很罕見。

另一個與思覺失調症負性症狀有關的是**抗拒症**（negativism），也就是病患會強烈抗拒以口語或身體的方式參與社交。相關的行為障礙有：外表邋遢衛生不良、無法持續做一件事、從社會活動中退縮。思覺失調症的社會行為研究顯示，這個疾病會使得病人明顯喪失有效的社會互動所需的基本行為能力。

【第三章】
如何診斷思覺失調症？

本章重點

➲ 很多情況會造成類似思覺失調症的症狀，因此疑似患有思覺失調症的人能夠獲得適當的醫療照顧很重要。醫生可以從這過程中琢磨如何治療病人的病情。

➲ 透過「鑑別診斷」，醫生排除了可能引發思覺失調症症狀的其他情況，譬如腦炎、藥物濫用、癲癇或明確的腦部疾病。

➲ 思覺失調症不是情感性疾患。患有情感性疾患的人會表現出亢奮、多話和活動旺盛等情感過度高張的時期（躁期），或者情感過度低落，自覺沒有價值的時期（鬱期）。

➲ 情感性疾患和思覺失調症都會出現妄想，儘管這兩種疾患的差異很大。在躁期，病患常常會出現誇大妄想；在鬱期，則經常出現自責和無價值感的妄想。思覺失調症的妄想通常很怪異或偏執。

➲ 同時表現出思覺失調症症狀和情感性疾患特有的情緒變化的人，很可能患有情感思覺失調症。

思覺失調症的診斷不能只靠某個客觀的診斷測量或實驗室檢測（laboratory measure）的結果，儘管我們和其他人都朝這個方向努力。相反地，臨床醫生根據個案行為和精神病理學（包括上一章所描述的症狀）來診斷思覺失調症。這些診斷需要臨床醫師的主觀詮釋，但也要經過可靠的衡鑑來輔助確診。

12　　美國臨床醫師根據美國精神醫學會的《精神疾病診斷與統計手冊》（簡稱 DSM）對於主要精神疾病的定義來診斷，在其他國家的醫師則是根據世界衛生組織的《國際疾病分類標準》（簡稱 ICD）。這些定義經常更新，反映當代在相關知識上的增長，也反映出當代對於某些疾患之間的異同性的思考。在每個更新的版本裡，一些診斷獲得修正，一些獲得增補，另一些則整個刪除，由其他的診斷取代或者併入其中。

根據最新版的《精神疾病診斷與統計手冊》（DSM-V）的定義，思覺失調症的診斷標準包括出現兩項或兩項以上的下列症狀：妄想、幻覺、說話混亂、失序或僵直症等行為，以及負性症狀。兩項當中至少要有一項必須是妄想、幻覺或說話混亂，第二種症狀可以是其餘四項標準當中的任一項。當今診斷妄想、幻覺或說話混亂的必要條件，與埃米爾・克雷佩林（Emil Kraepelin）博士在一百多年前最先描述的內容很相似。

克雷佩林發現，思覺失調症是一種慢性且持續惡化的病症，這個觀點也顯現在當今的診斷標準裡。第五版《精神疾病診斷與統計手冊》對於思覺失調症的診斷，要求疾

病症狀必須持續出現至少六個月，在這期間病人的正性症狀必須至少持續一個月（假使獲得充分治療則可以少於一個月）。在社交或工作方面有相當長一段時間出現失能退化也是必不可少的診斷標準。

最後，可觀察到的症狀不是源自其他的身體疾病，包括其他的精神疾病譬如躁鬱症或重鬱症。如果病人充分表現出鬱期或躁期症候群，除非情緒問題是在過了思覺失調症活躍期之後才顯現出來，又或者與活躍期相比只是短暫出現，否則就不能診斷為思覺失調症。除了這些密切相關又容易混淆的精神疾病，也必須排除一般的疾病、物質使用和廣泛性發展障礙（pervasive developmental disorder）。這些狀況必須排除在外是因為，那些狀況和思覺失調症的徵兆和症狀極為相似。

一旦這些診斷標準獲得妥善的應用，仰賴行為上可觀察到的改變，就能夠把推論或者「最佳猜測」降至最少，提高兩位不同的醫生對同一個人診斷出同一種病症的機率，同時在這個框架下，就不會有猜測病因的必要。儘管如此，做出診斷的過程可不是背誦練習，數一數符合標準的有幾項即可；可靠的臨床技巧和經驗非常重要。仰賴《精神疾病診斷與統計手冊》的嚴謹標準，臨床的診斷在於評估符合明確定義標準的症狀是否出現。因此，採行第五版《精神疾病診斷與統計手冊》的嚴謹標準，臨床判斷的重要性可是絲毫不減；診斷手冊只是讓臨床的判斷聚焦於診斷過程的資料收集。

13 思覺失調症亞型

　　儘管克雷佩林最初把思覺失調症描述為單一病症，他和同儕也發現，思覺失調症有很多不同的表現方式。克雷佩林一開始把思覺失調症區分成三種亞型：青春型（hebephrenic）、僵直型（catatonic）和妄想型，布魯勒（Eugen Bleuler）醫師後來添加了一種亞型，稱為單純型思覺失調症（simple schizophrenia）。早期幾個版本的《精神疾病診斷與統計手冊》使用「思覺方面異常」（schizophrenic disorders）而不是「思覺失調症」來描述這種病症，正是強調其臨床表現的多樣性。較新近的版本裡列出了思覺失調症五個主要亞型：妄想型、混亂型（disorganized）、僵直型、未分化型（undifferentiated）和殘留型（residual）。最新的第五版刪除了這些亞型的描述，因為研究顯示，長期來看這些亞型的區分並不穩定，也並不影響治療的決策，同時也與治療結果無關。既然臨床醫師不再使用這些亞型，我們在此僅簡短描述。

　　妄想型思覺失調症的特徵是心思多半被一種或多種妄想或持續的幻聽所盤據。妄想型思覺失調症患者的妄想通常是被迫害妄想或誇大妄想，但也可能出現其他的妄想。病患所經驗的幻覺往往跟自身的妄想屬性有關。除了這些特徵之外，病患可能會顯得多疑而且神色緊張、警戒，或者說話含蓄保留，話少到甚至緘默的地步。這個思覺失調症亞型的患者身上幾乎都會出現妄想和幻覺，但也可能出現程度不一的其他臨床特徵，譬如敵意、侵略性甚或暴

力，尤其是治療效果不彰的情況下。妄想型的病人如果有認知方面的問題，多半僅是輕微程度，長期治療的成效一般而言也都比其他亞型的思覺失調症要來得好。

顧名思義，**混亂型思覺失調症**的特色是出現胡言亂語、失序行為以及表情平板或不合宜。這一型的病人會疑心自己可能得了什麼病，而且會有怪異的想法。這類病人往往也會表現出怪異行為，而且苦於嚴重的社交退縮。他們可能有片斷的妄想或幻覺，但這些妄想或幻覺從來沒有條理，也沒有連貫的主題。混亂型思覺失調症患者會在年紀輕的時候突然發病，通常病程很長。

僵直型思覺失調症得名於這一類病人表現出罕見的動作問題。其嚴重的心理動作障礙從抗拒症、緘默和僵硬到危險的激躁狀態都有。動作和怪癖會變得刻板化，病患可能長時間處在極端的木僵狀態（stupor），表現出蠟樣彎曲。有些僵直型病患會快速地在木僵和激躁的兩極之間交替，對自身和他人造成無法預料的威脅。這些異常的動作狀態可能持續很長一段時間，因此僵直型病患可能營養不良、筋疲力竭或發高燒。不過僵直型思覺失調症多年前很常見，現今則很罕見。

如果症狀符合診斷標準，但是臨床的表現都不符合上述這三種亞型，就歸為**未分化型思覺失調症**。起碼發病過一次，有些症狀藕斷絲連，但沒有活躍的精神症狀，這樣的病人就可以歸為**殘留型思覺失調症**。「殘留的症狀」可能是跟負性症狀很類似的一些特徵，譬如情感淡漠和社交退縮，或是跟正性症狀很類似，包括不合理的想法、怪誕

的行為和聯想鬆弛。假使有妄想和幻覺，也都相對輕微，亦不太會帶有情緒。

思覺失調症的光譜

　　思覺失調症是一種令人費解的病，囊括了形形色色的症狀。這種病症**異質性**（heterogeneity）很高，或者說每個病人的狀況都不同因而缺乏一致性，使得思覺失調症不是三言兩語能說清楚的，而思覺失調症與許多身體疾病及藥物濫用所引發的精神異常很相似，讓我們更不容易理解它。1960 年代，儘管思覺失調症在當時有明確的定義，西摩・凱帝（Seymour Kety）率先主張，思覺失調症屬於嚴重程度不一的精神病光譜裡的一種狀況。凱帝不從特徵的有或無，而是從特徵的程度多寡來看待思覺失調症，他提出了一個架構，指出人們罹患類似思覺失調症症狀的風險值從完全不會罹患到嚴重受損，變化幅度很廣。這個光譜概念在臨床表現的層次闡明了同樣在那時期出現的思覺失調症因果理論。由厄文・高茲曼（Irving Gottesman）和詹姆斯・席爾茲（James Shields）最先提出的**多因子多基因模式**（multifactorial polygenic model, MFP）指出，所有人在某種程度上都有罹患思覺失調症的不可見風險。在這個模式裡，風險程度是由基因和環境的很多風險因子的微小作用累加起來所決定的。任何人身上的因子數量只要超過某個門檻，就會罹患思覺失調症；如果沒達到門檻，雖然避開了典型的思覺失調症，但是一些類似思覺失調症的

思覺失調症：你應該知道的事實 ─ 36 ─

症狀可能會以輕微的形式表現出來。假使一個人身上不帶有基因或環境的風險因子，那他的思覺失調症光譜上就不會有任何跡象存在。（圖 3.1）

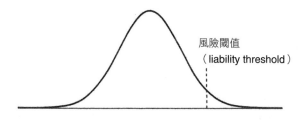

風險閾值
（liability threshold）

圖 3.1　風險傾向閾值模式。這個圖表顯示在一般群體裡罹患思覺失調症的風險分布曲線。在分布曲線的左邊或者說低端，代表罹患思覺失調症的風險很低的極少數人。大多數人，構成了分布曲線中間區段的主體，有中等程度的風險罹患這個病症，但沒有越過會得病的風險閾值。跟低端一樣，屬於分布曲線的高端或右邊的人也相當少，但這些人帶有最多的罹患思覺失調症的風險因子，一旦超過了罹病風險的關鍵閾值，未來將會得病。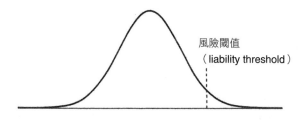

15

　　多因子多基因模式（MFP）呼應了一項研究發現，也就是思覺失調症患者的親屬有較高的比例出現類似思覺失調症的精神病，包括情感思覺失調症（schizoaffective disorder）、類思覺失調症（schizophreniform disorder）和其他精神疾病，以及臨床症狀表現出很類似思覺失調症的幾種人格障礙症，只不過沒那麼嚴重。後者這些疾患有思覺失調型人格障礙症（schizotypal personality disorder）、妄想型人格障礙症以及孤僻型人格障礙症（schizoid personality disorder）。這些人格障礙症患者不會出現精神異常，但是會出現不尋常的行為，這些異常行為跟思覺失調症的徵兆和症狀很類似，但輕微得多。

兩方面的證據，界定了思覺失調症光譜的疾病。首先，是該疾病在臨床上的表現要跟思覺失調症相似。舉例來說，妄想型人格障礙症患者的多疑並非真的妄想，而是類似於偏執妄想；其次，則是在有人罹患思覺失調症的家庭裡，該疾病比其他家庭來得常見。這裡的概念是，家中有思覺失調症患者的親人帶有「足量的」思覺失調症基因和環境風險因子，但是在光譜上卻只呈現出「微量的」異常風險因子。

情感思覺失調症

　　根據第五版《精神疾病診斷與統計手冊》的診斷標準，情感思覺失調症跟思覺失調症在症狀上有很多共同之處，而且會伴隨著心情不尋常的高亢或低落的症狀。事實上，情感思覺失調症的診斷標準具體指明，必須符合與思覺失調症相同的核心症狀，也必須表現出妄想或幻覺，但要額外加上出現情緒障礙，出現情緒障礙的時間必須超過一半以上的完整生病病程。因此，情感思覺失調症在臨床上與思覺失調症的共通性比其他疾患都高。在情感思覺失調症的兩個亞型裡，憂鬱型（depressive type）被認為更接近思覺失調症光譜，而雙相型（bipolar type）被認為在病因上與躁鬱症更接近。不論如何，有證據顯示，這兩個亞型所屬的疾病連續體包含了思覺失調症在內，意味著思覺失調症和情感性疾患之間的傳統分界線有幾分刻意又不合理。這是個需要積極研究的重要領域。

16

很多以家庭為主的基因研究（包括雙胞胎和收養研究）發現，在思覺失調症患者的血親（而不是收養家庭的親人）裡，情感思覺失調症的比率高於平均值，這一點強調了思覺失調症和情感思覺失調症之間基因關係的重要。思覺失調症患者的家人裡有情感思覺失調症的比率可能高達 9%，遠遠超過在一般族群中情感思覺失調症患者的比率（少於 1%）。

非特定型精神病

在實務上，有精神病症狀卻都不符合思覺失調症或上述其他鑑別診斷類別的人，並非不常見。這些人當中很多會被診斷為**非特定型精神病**（psychotic disorder, not otherwise specified, NOS），這是專為這類病人所設的分類。非特定型精神病的例子有，由環境或生理的可能事件引發的精神症狀短暫發作、持續的幻聽是唯一的精神問題，以及表現令人困惑或不尋常的臨床特徵的精神異常。有些被診斷為非特定型精神病的人，隨著病程的演變最後被診斷為思覺失調症。

類思覺失調症

符合思覺失調症的診斷標準，但是症狀的表現僅持續一到六個月，就會被診斷為類思覺失調症。由於類思覺失調症患者符合好幾項思覺失調症的診斷標準，因此這兩個

病症的鑑別診斷在實務上行不通。很多類思覺失調症的案例反而被註記為「暫定」，意思是患者的精神症狀僅出現一到六個月，不過症狀可能繼續冒出來，最後讓患者符合另一種診斷，譬如思覺失調症。

17 思覺失調型人格障礙症

在臨床表現上與思覺失調症有共通性的幾種人格障礙症當中，從共用的幾個診斷標準以及損害的程度而言，思覺失調型人格障礙症是與思覺失調症最相像的一個。其原因部分在於，思覺失調型人格障礙症的診斷是基於社交與認知方面出現問題，而這一點也是診斷思覺失調症的核心。事實上，思覺失調型人格障礙症的特徵和思覺失調症雷同，只不過沒那麼嚴重。舉例來說，關係意念（the ideas of reference）、怪異的信念、奇思異想、不尋常的知覺經驗以及疑神疑鬼，這些思覺失調型人格障礙症的特色，可以說是妄想型思覺失調症較輕微的妄想與幻覺形式。同樣地，這種人格障礙症的怪異思維、言談與行為，也跟混亂型思覺失調症的特徵很相似，但是後者嚴重得多。此外，在思覺失調型人格障礙症身上常見的情緒障礙、缺乏親近的朋友和社交焦慮，也很容易被認為是社交障礙較輕微的思覺失調症。

妄想型人格障礙症

有妄想型人格障礙症的人始終不信任他人和懷疑他人，沒有充分的根據就認定他人居心不良。儘管妄想型人格障礙症和思覺失調症的共通處只有這些症狀，這些特徵卻是妄想型思覺失調症最核心的診斷標準；因此把妄想型人格障礙症納入思覺失調症光譜內是有充分理據的。

孤僻型人格障礙症

同樣地，我們也有很好的理由把孤僻型人格障礙症納入思覺失調症光譜中。孤僻型人格障礙症的主要臨床特徵是顯現一貫的社會功能不良，從缺乏社交關係到在人際場合中情緒的表達狹隘都是，這些症狀跟思覺失調症社交障礙的核心特徵很相似（只不過沒那麼嚴重）。

研究者也以這種方式研究思覺失調症光譜裡非精神病的情況，來決定它們與思覺失調症的家族性關聯。很多研究顯示，思覺失調症患者的親人有一些具有負面的人格特質，譬如人際關係不好、社交焦慮，以及情緒反應較狹隘。輕微的思考障礙、多疑、奇思異想、錯覺和知覺問題等比較不常見。這一組人格特點指出，思覺失調症患者的親屬裡有更高比率的思覺失調型、孤僻型和妄想型人格障礙症患者。在這些人格障礙症當中，思覺失調型人格障礙症與思覺失調症之間顯現出最強烈的家族性連結，和對照組或一般族群相比，思覺失調症患者的親人裡有思覺失調

型人格障礙症的，比率高出 1.5 至 5 倍。此外，收養的研究顯示，思覺失調型人格障礙症與思覺失調症不僅有家族性關聯，也確實有基因的關聯。

關於妄想型和孤僻型人格障礙症與思覺失調症的家族性連結的研究，則沒有提供程度相似的證據。事實上，不只一份研究發現，思覺失調症患者的一等親和對照組的親人相比，妄想型人格障礙症的比率並沒有增加。孤僻型人格障礙症與思覺失調症的關聯略微強一些，但整體而言，家族性關聯的證據仍屬薄弱。基於這兩種人格障礙症與思覺失調症在表面上的相似性，兩者與思覺失調症的遺傳關係都不強烈，確實很令人驚訝。

其他精神病的鑑別診斷

一般疾病引發的精神病

思覺失調症的診斷，應該先仔細排除任何非精神病性質的疾病，這些疾病可以經由臨床檢驗、收集病史和實驗室數據檢查出來。與思覺失調症很相像的精神病，更常出現在譬如說有封閉性腦傷（closed head injury）的人身上，而且創傷未必發生在腦部特定區域；其實任一型的腦傷都可能造成這類症狀。其他的疾病諸如中顳葉癲癇也會產生症狀，譬如胡言亂語（frank psychosis），跟思覺失調症的症狀非常相似。

物質引發的精神病

　　過去四十年來，在有精神異常的人當中，藥物濫用的情況變得更常見，就跟一般族群一樣。由於很多合法和非法藥物會引發類似思覺失調症病發的行為，特別是精神異常，因此僅靠臨床的表現來對藥物濫用和思覺失調症進行鑑別診斷，是極其困難的。儘管物質引發的精神異常和思覺失調症之間的差別很細微，但是在建立標準以區辨這兩者這方面，還是很有進展。舉例來說，吸食安非他命的人有明顯的視幻覺，但是思考障礙的情況相對欠缺，因此從這兩點就可以把安非他命精神病和妄想型思覺失調症區別出來。與思覺失調症相比，安非他命精神病也更容易 19 產生對自身身體意象的認知扭曲。然而，其他一些報告也指出，安非他命精神病最常見的特徵與思覺失調症難以區分，因此積極的研究和熱烈的爭論仍會在這個領域裡持續下去。

　　使用 LSD（麥角二乙胺、一粒沙、搖腳丸）產生的精神異常，就像吸食安非他命所表現的，可以根據視幻覺是否明顯增加，以及是否滿腦子奇思異想和隱約出現的跳躍性思考，來跟思覺失調症症狀區分開來。在迷幻藥引發的狀態中，胡言亂語的情況會更多也會更亢奮，但是比較少表現出動作遲鈍和情感淡漠的現象，這一點也可以用來區別迷幻藥引起的精神症狀和思覺失調症。然而，就如同一些研究發現，安非他命誘發的症狀和思覺失調症很難區辨，有些研究者質疑迷幻藥誘發的精神症狀和思覺失調症症狀的區別。不過仍有研究者企圖區分思覺失調症的精神

症狀和吸食天使塵（PCP）的精神解離，但研究結果同樣是正反參半。

　　從現有的各種研究資料綜觀來看，藥物誘發的典型精神病和思覺失調症的典型案例並非一模一樣，但是這兩者的一些個別特徵很相似。因此，儘管很多研究者做了很多出色的研究，顯然單憑症狀不足以辨別精神症狀是藥物誘發的還是思覺失調症本身的症狀。在用藥史難以追究或者多種藥物濫用的情況下，更是無法根據臨床症狀來得出準確的診斷。此外，如果藥物誘發的精神症狀發作的時間比藥效的時間更長，上述的診斷標準的區辨力就會很低。然而，如果個體先前的病史相對正常，而且精神病發作的時間沒有超過藥效作用的時間，就可以合理地假定精神症狀是藥物誘發的。我們發現，有精神症狀的藥物濫用者，出現精神症狀的時間超過藥效作用的時間但少於六個月的，和超過六個月的相比，在精神病發病前的人格狀態較佳、住院期間較短、較不需要藥物治療、出院預後較佳，而且家族性精神異常的風險較低。因此，思覺失調症和藥物誘發的精神病之間有效的鑑別診斷，顯然需要對病程有足夠的觀察。

妄想症

　　儘管妄想症（delusional disorder）很罕見，但很容易跟妄想型思覺失調症相混淆，因此把它跟這個思覺失調症亞型仔細區分開來很有必要。妄想症是由一組症候群構成，其中最關鍵的共通因素是妄想；然而，患有這種疾患

的人並不符合思覺失調症的每項診斷標準。患者的妄想會發展得非常有條理又合邏輯。在第五版的《精神疾病診斷與統計手冊》之前，妄想症被稱為偏執型疾患（paranoid disorder），這個轉變反映出診斷分類的進展，把不是迫害也不是嫉妒的妄想也涵蓋進來。在妄想症和妄想型思覺失調症的鑑別診斷中，幻覺出現與否的確立非常關鍵。妄想型思覺失調症也許會出現幻覺，但是妄想症不會出現幻覺。除了妄想之外，妄想症也不會出現正性症狀，因此根據這一點也可以進一步跟妄想型思覺失調症區分開來。更進一步與妄想型思覺失調症相對照，妄想症經驗到的妄想，基本上貌似有理而且並不怪異。

短暫精神病症

　　這個診斷適用於表現出典型的思覺失調症症狀，但症狀只持續短時間的人。要符合這個診斷，諸如胡言亂語、失序行為、妄想或幻想等症狀，出現的時間從一天至頂多一個月。短暫精神病症（brief psychotic disorder）通常是重大的壓力事件所造成，患者被情緒的混亂或困擾給壓垮。雖然症狀只持續短暫的一段時間，這種狀況也可能導致嚴重失能，使得患者因認知能力受損、妄想的思維結構和判斷有誤而受傷害的風險拉高。短暫精神病症的一些案例中，若出現與思覺失調症前驅症狀（也就是隱約出現與思覺失調症類似但較不嚴重的症狀）相似的人格障礙，可能就是思覺失調症。仔細檢視人格結構和仔細觀察病程，可以明確地區分這兩者。

共有型精神病性疾患

假使某個人產生的妄想，與另一個人先前已發展出來的妄想內容相似，就是共有型精神病性疾患（shared psychotic disorder）。在很多案例中，這兩人都有親屬關係，在他們的關係裡，最先有精神病的一方往往居於主導地位。共有型精神病性疾患發生在兩個人之間，這也就是這疾患被稱為「二人共享的瘋狂」（folie à deux）的原因，不過共有型精神病也可能發生在大團體的成員之間。

21 情感性疾患

要區分思覺失調症和伴有精神症狀的主要情感性疾患很不容易。很多躁症或鬱症患者有幻覺和妄想，這些徵狀和思覺失調症的很相似。在第五版的《精神疾病診斷與統計手冊》裡，這兩類疾患的區分，根據的是躁症或鬱症發作的長度。因此，相對於思覺失調症核心症狀在活躍期和殘餘期出現的時間長度，假使情緒改變的狀態不算短，很可能就是情感性疾患。當然，要判定一組症狀在病程中出現的相對時間長度是很困難的。

在上述的標準之外，要對思覺失調症和情感性疾患進行鑑別診斷，醫生可以檢視患者的幻覺內容和妄想內容。如果這些精神症狀和患者的情感狀態一致，很可能就是情感性疾患。譬如說，躁症通常伴有誇大妄想，鬱症則通常伴有罪惡妄想或自責妄想。幻聽的內容往往也會跟情感狀態一致，假使幻聽內容呈現愉悅或絕望的基調，也有助於這種鑑別診斷。假使幻想和妄想的情感調性很模糊或訊息

不足，又假使根據其他標準患者也無法被診斷為思覺失調症或情感性疾患，那麼情感思覺失調症應該是一個合適的診斷。

要把其他疾患不當地歸類為思覺失調症的錯誤降至最低，最有效的方法是蒐集患者的所有可得資料，並且看出其臨床表現完全不符合思覺失調症的特徵。如果經過充分的臨床晤談，還是很難對有精神症狀的患者做出明確的診斷，蒐集其血親的精神病資料有時候很管用。雖然家族精神病史不在第五版《精神疾病診斷與統計手冊》的診斷標準之內，但是家族、雙胞胎、收養和分子基因研究指出，出現精神症狀的人假使有家人罹患思覺失調症的話，很可能就是思覺失調症，然而如果家人有躁症或鬱症，則很可能是情感性疾患。不過近年的研究也顯示，這兩種疾患都不是「純種繁殖」，若有家人罹患思覺失調症或情感性疾患，家裡其他成員罹患思覺失調症**和**情感性疾患的風險都拉高。

思覺失調症及其光譜中的疾患診斷之持續演進

《精神疾病診斷與統計手冊》在 2013 年完成重大修訂（第五版），預料十年內不會有另一次修訂。因此目前的診斷架構會持續一段期間。手冊每一次的修訂更新，根據的是我們對思覺失調症和其他疾患的認識不斷在進步。這也使得《精神疾病診斷與統計手冊》的診斷標準與世上大部分地區所使用的另一個主要的診斷與分類系統更一

致，也就是世界衛生組織的《國際疾病與相關健康問題統計分類》（ICD），現行的是第十版。

第五版《精神疾病診斷與統計手冊》對於思覺失調症的診斷標準做了一些重大改變，其中最顯著的是把思覺失調症的五個亞型一概刪除。這是根據臨床實務所下的決定（亞型的分類沒什麼用處），而且更重要的是，沒有決定性的證據顯示這些亞型有實質差異。在未來幾年，臨床醫師和研究者將著力於更新第五版《精神疾病診斷與統計手冊》的診斷，或重新定義診斷系統的整體架構。美國主要的公共精神健康研究機構（美國國家心理衛生研究院〔the National Institute of Mental Health, NIMH〕）也大力推動疾病光譜和行為向度（dimension）的概念，把它們從學界的研究推升為臨床／診斷的典範。因此，第五版《精神疾病診斷與統計手冊》已經納入多個向度的量表來評量各個範疇症狀的嚴重度，包括精神異常、焦慮等等。就精神異常來說，第五版《精神疾病診斷與統計手冊》讓醫生可以在許多向度評估損傷的嚴重程度，這些向度包括：幻覺、妄想、思考混亂、異常的精神動作行為（abnormal psychomotor behaviour）、負性症狀、認知缺損、憂鬱和狂躁。每個類別的嚴重程度都以四點量表來評量最近一個月的狀況，這些向度的評分被用來當作補充資訊以輔助疾病的診斷，但是最終的診斷依然是判定是或不是思覺失調症。這些行為向度和評分量表隨著研究機構持續推動，在臨床診斷上有很大的幫助，我們預估，目前用來評量精神異常的量表，就某方面來說，可以用來辨認已經顯現出一

定程度的思覺失調症的人。

　　這個領域也許會出現一個轉折，就是《精神疾病診斷與統計手冊》的下一個修訂版會納入精神病風險診斷（psychosis-risk diagnosis）。第五版原本考慮要囊括這個類別，但最終認定這種診斷尚未完備，不能做為臨床上的常規使用。要進行精神病風險診斷，個體必須表現以下所有狀況：

1. 現實感未受損，卻有輕微的妄想、幻覺和胡言亂語，但又夠嚴重和／或出現頻率夠高，讓人不得輕視和忽視；

2. 最近一個月出現過症狀，而且頻率平均至少每週一次；

3. 症狀必須在過去一年內開始出現和大幅惡化；

4. 症狀令當事人和／或父母／監護人十足苦惱和失措，以致尋求協助；

5. 第五版《精神疾病診斷與統計手冊》的任一診斷，包括物質引發的疾患在內，都無法提供更適切的解釋；

6. 從未符合第五版《精神疾病診斷與統計手冊》裡任一精神病的臨床標準。

　　涵蓋精神病風險診斷，將是正式認定思覺失調症的前驅症狀在臨床上是有意義的，而且找出前驅期患者並給予幫助是可行的。建立精神病風險診斷將會讓個人與公眾衛生大大受益，因為把辨識高風險及前驅期患者納入臨床實務的一環，可以早期發現早期治療，甚至防患於未然，降低病症嚴重度，提升全面的成效。

什麼不是思覺失調症？

本章重點

➲ 一般人經常會誤解，但思覺失調症不是心理矛盾
（三心二意）或「人格分裂」、「多重人格」或解離
性身分障礙症。

➲ 思覺失調症的一些症狀會讓人誤認為其他疾患，譬
如情感性疾患或物質使用障礙症，因此仔細地鑑別
診斷對治療來說非常重要。

　　人們經常在日常對話、文學作品和電影，甚至在熱門
的新聞媒體裡，誤用了「思覺失調症」和「思覺失調」這
兩個詞。在不同的人看來，這些詞的意義不同：可能指一
種心態、一種人格或精神病。舉例來說，拿不定主意的
人，或者對某件事又愛又恨，很可能就會被錯誤地說成是
「思覺失調」（「心理矛盾」是更洽當的說法）。在某些文
化裡，尤其是在古代，思覺失調症被視為惡靈附身，甚或
聖靈附身。有思覺失調症的人不是受懲罰就是被歌頌，端
看文化信念而定。

　　當今最常見的誤解是，有思覺失調症的人有人格「分
裂」或多重人格。這類誤解的例子，以電影來說，有《一

個頭兩個大》（*Me, Myself and Irene*），電影主角被診斷為「伴有不自主的自戀性暴怒的高階妄想型思覺失調症」，但看起來顯然是解離性身分障礙症（以前被稱為多重人格）。即便是把思覺失調症描繪得很中肯的電影也可能在某些方面出錯；譬如《美麗境界》這部電影，我們前面提過它把思覺失調症描繪得很到位，但也有所偏失，它誇大了視幻覺裡指導主角進行各種廣泛「任務」的人物。

26　　「思覺失調症」一詞的正確用法，是把它當成診斷用語，用來界定一種有明確標準為依據的特定精神狀態。如同我們在談論症狀和思覺失調症如何診斷的章節描述，鑑別診斷很重要；也就是說，判別某些症狀確實屬於思覺失調症的表徵，還是其他狀況。能夠看出情感障礙（包括憂鬱和／或狂躁）、妄想（特別是誇大妄想和罪惡妄想或自責妄想）、幻覺和思考混亂其實並非反映情感性疾患、物質使用障礙症或發展性或神經性疾患很重要，因為每一型疾患都有不同的治療方法。此外，考量文化脈絡也很關鍵，如此才能區別個案的行為確實很怪異並合乎診斷標準，抑或從個案的社會環境來看純粹是很正常的行為。

　　當我們用嚴謹的診斷標準適當地界定思覺失調症，而且正確地使用「思覺失調症」一詞，對於病症的治療、病程和我們對病因的認識，都有實質的影響。把這個詞用對了，就能提升大眾的認知、降低人們污名化這個疾患的情況，讓罹患這種病的人獲得更好的治療。在日常交談或媒體常聽到的「發瘋」、「怪咖」、「瘋子」、「腦筋秀斗」等等這類輕率的字眼，無法鼓勵有思覺失調症的人尋求幫

助。疾病本身往往會讓患者恐懼孤立；然而我們知道，症狀一出現就盡早尋求治療，治療的成效最好。改善我們對待思覺失調症患者的語言、態度和作為，尤其是面對前驅期的患者，我們就能打造一個心胸開闊的文化，讓生病的人勇於求助而不怕被品頭論足和污名化，減少這個疾病帶給病人、他們所愛的人以及社會的衝擊。

【第五章】
思覺失調症有多常見？

本章重點

➲ 國際研究顯示，除了少數地區外，思覺失調症的盛行率在世界各地是差不多的，介於 0.5% 至 0.8% 之間。

➲ 在報導思覺失調症的比率時，「發生率」一詞指的是一年之內新增案例的數目；「盛行率」一詞指的是在短期內新與舊案例的總和。

➲ 思覺失調症的終生罹病風險大約是 1%，意思是一百個人當中有將近一人在一生中會罹患思覺失調症。

如何看懂並解讀科學結果

到目前為止，我們談過了醫界對於思覺失調症的共識、什麼是和什麼不是思覺失調症，以及檢測和診斷思覺失調症的方法。在這一章和後續的幾章，我們要呈現與思覺失調症的病因、治療及成效相關的科學證據。科學研究的結果有時會有分歧，這是因為研究方法不同，或者研究的病患類型不同所致。各個研究之間隨機的測量差異也會使得結果有出入，這情況很正常。

那麼，面對不同的研究產生的多變結果，我們要如何得出堅定的結論呢？身為科學家和試圖提煉事實的學者，我們的做法一向是仰賴**優勢**證據（preponderance of evidence），或者說匯集所有證據做出最佳評估。因此，當我們呈現不斷在進展的事實，我們根據最大型的研究來提出主張，因為這些研究的結果通常比小型研究更可靠。我們將盡可能呈現以「統合分析」（meta-analysis）這種正式統計方法，匯整其他研究的結果再進行分析所得出的結論。因此，我們並不是取兩個或更多的研究來比較和對照結果，而是讓讀者了解綜觀所有研究的全面結論。話說回來，在某些情況下，針對一些研究來比較和對照還是很有啟發性，因為每個研究都指出了某個獨特而重要的事實，當我們這麼做時會明白說出來。

28

流行病學的基礎

在這一章，我們要描述思覺失調症的流行病學。**流行病學**是探討疾病在總人口裡的分布、其決定因素，以及在家庭內傳遞的一門科學。兩個重要的流行病測度工具可顯示疾病對社會帶來的負擔，一是**盛行率**，另一個是**發生率**。思覺失調症的盛行率（在總人口裡患者所占的比例）在三十個不同國家至少估計了六十次（見表 5.1）。這些研究所估計的盛行率非常一致，儘管樣本之間存在著文化差異，研究方法不同，取樣的時間點也不一樣。這些研究顯示，思覺失調症和文化沒有特定關係，在東方和西方

表 5.1　思覺失調症的點盛行率（point prevalence）

研究	地區	每一千人的盛行率
Brugger (1931)	德國	2.4
Brugger (1933)	德國	2.2
Klemperer (1933)	德國	10.0
Strömgren (1935)	丹麥	3.3
Lemkao (1936)	美國	2.9
Roth and Luton (1938)	美國	1.7
Brugger (1938)	德國	2.3
Lin (1946-1948)	中國	2.1
Mayer-Gross (1948)	蘇格蘭	4.2
Bremer (1951)	挪威	4.4
Böök (1953)	瑞典	9.5
Larson (1954)	瑞典	4.6
全國性調查 (1954)	日本	2.3
Essen-Möller (1956)	瑞典	6.7
Yoo (1961)	韓國	3.8
Juel-Nielsen (1962)	丹麥	1.5
Ivanys (1963)	捷克斯洛伐克	1.7
Krasik (1965)	蘇聯	3.1
Hagnell (1966)	瑞典	4.5
Wing (1967)	英格蘭	4.4
	蘇格蘭	2.5
	美國	7.0
Lin (1969)	台灣	1.4
Jayasundera (1969)	錫蘭	3.2
Kato (1969)	日本	2.3
Dube (1970)	印度	3.7

研究	地區	每一千人的盛行率
Roy (1970)	加拿大	
	印地安	5.7
	非印地安	1.6
Crocetti (1971)	南斯拉夫	
	里耶卡（Rijeka）	7.3
	薩格勒布（Zagreb）	4.2
Kulcar (1971)	南斯拉夫	
	盧賓（Lubin）	7.4
	錫尼－特羅吉爾（Sinj-Trogir）	2.9
Bash (1972)	伊朗	2.1
Zharikov (1972)	蘇聯	5.1
Babigian (1975)	美國	4.7
Temkov (1975)	保加利亞	2.8
Rotstein (1977)	蘇聯	3.8
Nielsen (1977)	丹麥	2.7
Ouspenskaya (1978)	蘇聯	5.3
Böök (1978)	瑞典	17.0
Lehtinen (1978)	芬蘭	15.0
Wijesinghe (1978)	錫蘭	5.6
Weissman (1980)	美國	4.0
Hafner (1980)	德國	1.2
Walsh (1980)	愛爾蘭	8.3
Rin (1982)	台灣	0.9
Sikanartey (1984)	迦納	0.6
Meyers (1984)	美國	
	紐哈芬（New Haven）	11.0
	巴爾的摩	10.0
	聖路易	6.0

研究	地區	每一千人的盛行率
Von Kroff (1985)	巴爾的摩	6.0
Hwu (1989)	台灣	2.4
Astrup (1989)	挪威	7.3
Bøjholm (1989)	丹麥	3.3
Lee (1990)	韓國	3.1
Stefánsson (1991)	冰島	3.0
Youssef (1991)	愛爾蘭	3.3
Chen (1993)	中國	1.3
De Salvia (1993)	義大利	1.4
Kendler (1994)	愛爾蘭	5.3
Jeffreys (1997)	英國	5.1
Myles-Worsley (1999)	帛琉	19.9
Waldo (1999)	密克羅尼西亞	6.8
Kebede (1999)	衣索比亞	7.1
Nimgaonkar (2000)	加拿大	1.2
Jablensky (2000)	澳洲	4.5
Chan (2015)	中國（城市）	8.3
	中國（鄉村）	5.0
Binnbay (2016)	土耳其	3.6

之間，或者在已開發國家和低度開發國家之間，也差別不大。思覺失調症的盛行率最低出現在迦納，每一千人當中僅有 0.6 個案例，而盛行率最高的地方在瑞典，在某個樣本裡，每一千人有十七個案例。這高得不尋常的盛行率可能是環境因素使然。那份樣本來自瑞典北部與其餘國土分隔的偏遠地方，那裡人口稀少，社會刺激也很有限。有人認為，那樣的環境更會促成思覺失調症患者偏好的那種退縮又孤立的生活方式。

表 5.2 顯示，思覺失調症終生罹病風險據估計介於 0.3% 至 2.7% 之間，平均不到 1%，這個數值近年來再次獲得支持，最近的一項研究總結指出，終生罹病的盛行率是 0.5%。因此，根據總人口盛行率的最佳估計，預料每一百至兩百人當中，將近一人會在一生中的某個時間點罹患思覺失調症。

了解思覺失調症的發生率也很有用，發生率指的是在一段時間內在總人口中新生病例的數目。十個不同國家的思覺失調症發生率不同，從低至每千人有 0.1 人到高至 0.69 人，平均起來，在特定人口群裡每一年每一千人有 0.35 個新病例（見表 5.3）。根據這些發生率的估計，終生罹病盛行率似乎低於預期，尤其是這種疾病通常是慢性的。這數據的出入也許可以歸因於另外兩個事實：其一，有些病人康復了；其二，思覺失調症患者早死的人數是一般族群的兩倍。

思覺失調症終生罹病風險率，在各個研究之間的變異比盛行率或發生率都來得大。這個高度變異很可能是計算

表 5.2　思覺失調症的終生盛行率

研究	國家	每一千人的 終身盛行率
Hagnell (1966)	瑞典	14.0
Brugger (1931)	德國	3.8
Brugger (1933)	德國	4.1
Klemperer (1933)	德國	14.0
Brugger (1938)	德國	3.6
Strömgren (1938)	丹麥	5.8
Ødegard (1946)	挪威	18.7
Fremming (1947)	丹麥	9.0
Böök (1953)	瑞典	26.6
Sjögren (1954)	瑞典	16.0
Helgason (1964)	冰島	8.0
Helgason (1977)	冰島	4.9
Böök (1978)	瑞典	24.8
Robins (1984)	美國	19.0
	紐哈芬	19.0
	巴爾的摩	16.0
	聖路易	10.0
Widerlov (1989)	丹麥	37.0
Hwu (1989)	台灣	2.6
Lehtinen (1990)	芬蘭	13.0
Youssef (1991)	愛爾蘭	6.4
Bijl (1998)	荷蘭	4.0
Thavichachart (2001)	泰國	13.0
Binbay (2016)	土耳其	9.8

比率的方法學不同所致。盛行率、發生率和終生罹病風險率的差別凸顯了正確使用這些用語的重要。如同我們的討論顯示，一個人終生罹病風險率，比這個疾病的盛行率和發生率都高得多。

33　　根據世界衛生組織的最新數字，全世界任何時候據估計有兩千一百萬人患有思覺失調症，而且多達五千一百萬人在一生中會罹患思覺失調症。思覺失調症雖不是主要的死亡原因，卻名列前十大造成中度至重度失能的狀況之一，全球有一千六百七十萬人處在這種程度的失能狀態。這些人當中大多數（65%）都未滿六十歲。不出所料，世界衛生組織定義的低收入或中收入國家（每人平均國民所得少於 10,066 美元）在這群人當中所占的人數高得不成比例（84%）。

　　為了讓人們對這個疾病造成的負擔有一點概念，世界衛生組織算出一個數值，稱為「失能調整生命年」（disability-adjusted life year, DALY），「可視為一個人因為死亡或失能而損失的『健康』生命年數」。用這個數值來看，思覺失調症對低收入和中收入國家造成的負擔更大，因為這個疾病而損失的健康生命年數高達 91%。

表 5.3　思覺失調症的發生率

研究	國家	每年每一千人新增案例
Ødegard (1946)	挪威	0.24
Hollingshead (1958)	美國	0.30
Norris (1959)	英國	0.17
Jaco (1960)	美國	0.35
Dunham (1965)	美國	0.52
Warthen (1967)	美國	0.70
Adelstein (1968)	英國	0.26-0.35
Walsh (1969)	愛爾蘭	0.46-0.57
Hafner (1970)	德國	0.54
Lieberman (1974)	蘇聯	0.19-0.20
Hailey (1974)	英國	0.10-0.14
Babigian (1975)	美國	0.69
Nielsen (1976)	丹麥	0.20
Helgason (1977)	冰島	0.27
Krupinski (1983)	澳洲	0.18
Folnegovic (1990)	克羅埃西亞	0.22
Youssef (1991)	愛爾蘭	0.16
Jablensky (1992)	哥倫比亞	0.09
Folnegovic (1990)	克羅埃西亞	0.22
Jablensky (1992)	美國	0.12
Jablensky (1992)	美國	0.13
Jablensky (1992)	英國	0.19
Jablensky (1992)	俄羅斯	0.15
Jablensky (1992)	奈及利亞	0.11
Jablensky (1992)	日本	0.16
Jablensky (1992)	愛爾蘭	0.16

研究	國家	每年每一千人新增案例
Jablensky (1992)	印度	0.25
Jablensky (1992)	丹麥	0.13
Jablensky (1992)	捷克共和國	0.08
Nicole (1992)	加拿大	0.20
McNaught (1997)	英國	0.21
Preti (2000)	義大利	0.88
Rajkumar (1993)	印度	0.41
Mahy (1999)	巴貝多	0.32
Hickling (1991)	牙買加	0.24
Svedberg (2001)	瑞典	0.17
Hanoeman (2002)	蘇利南	0.16
Tortelli (2015)	英格蘭	0.12

思覺失調症是遺傳來的嗎？

本章重點

➲ 思覺失調症會在家族內流傳。思覺失調症患者的手足和小孩的終生罹病風險介於 4% 至 14% 之間，這個風險是一般族群的十倍。

➲ 同卵雙胞胎來自同一個受精卵，異卵雙胞胎則來自同一時間受精的不同卵子。因此，同卵雙胞胎的基因一模一樣，而異卵雙胞胎的基因則有 50% 相同。假使雙胞胎的其中一個有思覺失調症，另一個也有思覺失調症的機率，以同卵雙胞胎來說是 53%，以異卵雙胞來說是 15%。這項研究顯示，思覺失調症不盡然是遺傳疾病，但有強烈的遺傳成分。

➲ 收養研究顯示，罹患思覺失調症的風險會在患者的血親之間傳遞，但不會在收養人的血親之間遞延，這意味著思覺失調症會在家族內流傳是因為基因，而不是學習或父母管教不善。

➲ 思覺失調症的很多風險基因已經被發現，但是大部分的致病基因仍屬未知。

從 1900 年代前半段在歐洲的許多家族研究，我們知道思覺失調症會在家族內流傳。這些研究發現，思覺失調症患者的父母親和兄弟姊妹的罹病風險介於 4% 至 14%，平均比一般人口的罹病風險高十倍。至於思覺失調症患者的孩子，罹病風險是 12%，將近一般人口的罹病風險的十五倍。若雙親都有思覺失調症，風險拉高到大約 40%。至於叔伯舅姑阿姨、姪兒甥兒和孫子、以及同父異母（或同母異父）的手足的罹病風險，大略是一般人口的三倍。這個風險遠低於直系親屬的風險。整體來說，這些開創性的研究顯示，與思覺失調症患者的血緣關係愈近，罹病風險愈高（見圖 6.1）。

　　採用更嚴謹的研究方法以及可靠的思覺失調症定義所進行的當代研究也指出，這個疾病會在家族裡流傳。但是這些研究也發現，風險值比先前的研究結果稍低。舉例來說，來自愛荷華的一項大型家族研究裡，莊明哲博士及其團隊指出，思覺失調症患者的手足的罹病風險大約是 3%。這個風險程度是沒有思覺失調症的人的親屬的五倍。當代其他研究也顯示相似的結果。這些估計值的差異，診斷的實務似乎扮演重大角色。早年的歐洲研究通常對這個疾病採取相當寬廣的定義，而當代研究採用的是為了研究而發展出來、以嚴謹標準為根據的診斷。確實，當代研究者注意到，如果把非典型的案例也納入思覺失調症的定義，那麼親人罹病風險的數值跟早年的歐洲研究所得到的數值差不多。換句話說，有思覺失調症家族史的人的罹病風險程度，端看我們對這個疾病的定義有多寬廣，或

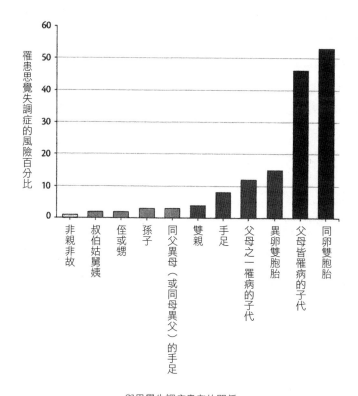

與思覺失調症患者的關係

圖 6.1　**親屬的罹病風險程度。** 罹患思覺失調症的風險百分比以縱軸的長條圖顯示，與思覺失調症患者的血緣親疏程度標示於橫軸。最左邊，在一般人口中與思覺失調者非親非故的人的罹病風險跟這個疾病的盛行率差不多，都是大約 1%。往右的四個淡灰色長條，顯示患者的二等親（25% 的基因相同）的罹病風險，大約在 2% 到 4% 之間。再往右的四條深灰色長條，顯示患者一等親（50% 的基因相同）的罹病風險，大約在 4% 至 14% 之間。最右邊的兩條黑色長棒，顯示患者的一等親（不過這裡指的是基因百分百相同的親屬）的罹病風險，大約在 45% 至 55% 之間。

者說，我們是否把非典型的案例納入這個疾病光譜內。

　　儘管這些家庭型態透露出思覺失調症帶有遺傳的成分，但這些型態也可以用家庭內共同的環境因素來解釋。因此，有些在家庭內流傳的特質是基因決定的，譬如瞳孔的顏色，但其他的特質，譬如口語，則是學來的，跟基因無關。要把遺傳和環境因素區分開來，我們需要從雙胞胎和收養研究取得資料。

雙胞胎研究

　　雙胞胎有兩種：同卵雙胞胎和異卵雙胞胎。同卵雙胞胎來自同一個受精卵，因此他們有一模一樣的基因組合。異卵雙胞胎來自兩個不同的受精卵，因此平均只有一半的基因是相同的；他們其實跟一般的兄弟姐妹沒有不同，只不過是在同一時間受孕。若一對雙胞胎的兩人都有思覺失調症，我們稱之為共患型（concordant）思覺失調症；如果一人罹病另一人沒有，則稱為非共患型（discordant）。

　　如果思覺失調症全是基因造成的，同卵雙胞胎的共患率是百分之百，異卵雙胞胎的共患率是 50%。然而，即使這個疾病僅有部分是基因造成的（部分是環境使然），兩種類型的雙胞胎出現不同的共患率耐人尋思。舉例來說，如果同卵雙胞胎的思覺失調症共患率遠高於異卵雙胞胎的共患率，這指出了基因在罹病方面起碼扮演了些許角色。反過來說，假使思覺失調症完全是環境造成的，同卵雙胞胎和異卵雙胞胎的共患率就不該有差別，因為這兩種

類型的雙胞胎有相同的環境。

把世界各地的雙胞胎研究結果彙整起來，我們看到同卵雙胞胎的共患率大約是 53%，異卵雙胞胎的共患率是 15%。這項發現顯示，思覺失調症肯定帶有遺傳的成分；事實上，雙胞胎研究的統合分析估計，思覺失調症的罹病風險有 81% 是基因決定的。同卵雙胞胎的共患率並非百分之百這個事實指出，這不純粹是遺傳疾病，環境也起了一定的作用。

雙胞胎研究的結果再清楚不過，但是有人對這類研究提出批判，認為雙胞胎的成長過程可能產生自我認同的混淆，尤其是在同卵雙胞胎身上，因為其中一人很容易被誤認為另一人。然而，假如自我認同的混淆會導致同卵雙胞胎的思覺失調症共患率更高，那麼我們會料想，同卵雙胞胎的罹病風險應該高於一般人口的罹病風險。由於我們尚未觀察到同卵雙胞胎有更高的罹病風險，因此可以得出以下結論：自我認同的混淆不會導致雙胞胎罹患思覺失調症。

同卵雙胞胎的共患率高於異卵雙胞胎的另一個解釋是，他們暴露在更相似的環境風險因素中。從自出生起便分開並在不同環境裡長大的同卵雙胞胎所進行的研究，這假說已經受到檢驗。分開養育的同卵雙胞胎的共患率若高，便能反駁相同的環境風險導致更高的共患率這個概念。據研究顯示，被分開養育的同卵雙胞胎有超過半數兩人都罹患思覺失調症，從而進一步支持了從基因來解釋的論點。

儘管雙胞胎研究在方法學上有其侷限，總地來說，這些研究提出了證據證明思覺失調症帶有強烈的遺傳成分，不過同時也顯示環境扮演了部分角色。

收養研究

　　關於遺傳對思覺失調症起的作用，有更多的證據來自收養研究。在 1960 年代，美國和丹麥進行了很多開創性的收養研究。在美國，李歐納德・希斯頓博士（Leonard Heston）研究了奧瑞岡四十七位出生不到三天就被從患有思覺失調症的生母身邊帶走的兒童，這些孩童由沒有血親關係的養父母收養。他也找來生母沒有思覺失調症的五十名被收養兒童當對照組研究。這項研究的目的，是要了解生母有思覺失調症的兒童罹患思覺失調症的機率，是否比生母沒有這個疾病的兒童高。這個研究設計的巧妙之處在於，實驗組和對照組的受試者跟生母或任何血親都沒有長時間相處過。假使基因導致思覺失調症，那麼生母有思覺失調症的小孩罹病的風險會比較高，不管是誰養育他們；相反地，如果教養關係（也就是環境）造成思覺失調症，那麼讓小孩與患有思覺失調症的生母或生父分離，就能避免小孩罹患思覺失調症。希斯頓醫生的研究結果很清楚：生母有思覺失調症的孩子當中有五人罹患思覺失調症，但是生母沒有思覺失調症的孩子當中沒有人罹病。這研究提供了令人信服的證據，證明遺傳對於罹患思覺失調症所扮演的角色。

在丹麥，全國醫療資料庫保存得相當完善，來自美國國家心理衛生研究院的西摩·凱提博士（Seymour Kety）及其團隊與丹麥的菲尼·舒辛格博士（Fini Schulsinger）聯手進行思覺失調症的收養研究。在大哥本哈根地區，於1923年至1947年之間，總共有5,500名兒童被收養並與原生家庭分開。在這些兒童當中，有三十三人後來罹患思覺失調症，研究者於是找來三十三名沒有罹病的被收養人組成對照組進行研究。為了避免偏見，研究團隊的一些成員在對被收養人的血親進行研究時，並不曉得他們的原生家庭裡是否有人罹患思覺失調症。

凱提和舒辛格醫生發現，有思覺失調症的人的血親裡有21%也得了思覺失調症或相關疾患，而對照組的血親裡僅有11%罹患思覺失調症。他們發現，有或沒有思覺失調症的被收養人的收養家庭親屬裡，罹患思覺失調症的比率沒有差別。這些結果提供了額外的強力證據支持了思覺失調症的遺傳基礎。

丹麥研究和希斯頓博士的美國研究有個共通點，那就是比較原生家庭裡有人罹患思覺失調症但收養家庭裡沒有人罹患思覺失調症的兒童，與原生家庭以及收養家庭裡都沒有人罹患思覺失調症的兒童這兩組。結果在前者的群體裡，罹患思覺失調症及相關疾患的占32%，後者的群體僅占18%，與這個疾病的遺傳理論相符。

這些收養研究顯示，有思覺失調症的雙親會把罹病風險傳遞給孩子，即使孩子是由沒有得病的養父母養育長大。這些研究指出，血親和遺傳關係深刻影響著罹患思覺

失調症的風險。研究同樣也表明，教養方式並不會造成思覺失調症。所幸，丹麥樣本對於有思覺失調症的養父或養母帶大的孩子是否會得病提供了直接的驗證。由於丹麥樣本囊括了雙親沒有思覺失調症但是養父母之一有思覺失調症的個案，因而得以直接驗證。假如孩子的養父或養母有思覺失調症會致使孩子得病，那麼這類個案得病的比例應該高於平均值。然而研究團隊的發現與這個假說相反，由養父母之一有思覺失調症的收養家庭養育長大，並不會導致基因上沒有得病傾向的孩子罹病。

因此，收養研究的發現強化了遺傳是思覺失調症在家族裡流傳的主因這個事實。不過，這些研究也有一些侷限。雖然美國和丹麥研究者試圖要把遺傳和環境因素分開來，但是分得不夠徹底。凱提博士指出，雖然被收養的孩子一出生沒多久就跟生母分開，但是孩子畢竟在母親子宮內待了九個月，而且出生後也在母親身旁待了一些時間。在這段期間，生母可能傳遞給胎兒或新生兒非基因的生理或心理因子，致使孩子在多年後罹患思覺失調症。

什麼因子會造成這類的延遲效應？一種可能性是慢性病毒（slow virus），潛伏期長達好幾年，日後才受到某些生理和心理條件觸發。假使生母帶有這類病毒，她很可能在懷胎時把病毒傳給胎兒。醫學界尚未發現這種慢性病毒，但是從家族、雙胞胎和收養研究的資料來看，也無法排除這類病毒存在的可能性。

所幸，丹麥研究者得以檢驗**子宮內**的因子是否能夠解釋收養研究的結果。他們對沒有暴露在同一個子宮環境的

40

一組血親進行研究。這些血親是日後得了思覺失調症的被收養兒童的同父異母的手足。凱提博士及其團隊發現，六十三名同父異母的手足當中有八個（12.7%）也罹患思覺失調症，沒有得思覺失調症的被收養人的六十四名同父異母的手足當中只有一位得思覺失調症（1.6%）。由於這些手足是同父異母，這些結果就不能用**子宮內**影響來解釋。確實，這些同父異母的手足的發病率比對照組的同父異母手足要來得高，這一點為思覺失調症的遺傳基礎提供了至今最扎實的證據。

　　丹麥的收養研究後來在丹麥另一省的樣本裡獲得相同的結果。連同希斯頓的收養研究和後續的其他研究，丹麥的研究整體而言，驅動了科學界投入大量的心力去理解思覺失調症的遺傳風險如何在家族裡傳遞。

基因傳遞的機轉

　　雖然家族、雙胞胎和收養研究均顯示，思覺失調症最起碼在一定程度上是基因造成的，但科學家們要找出基因傳遞的機轉卻是出奇地困難；換句話說，是由哪些特定基因決定的？基因如何傳遞？如何搭配合作？這有好幾種可能性。一種極端情況也許是單一基因出問題而導致發病。另一種極端是《安娜卡列尼娜》情節；就像托爾斯泰這本小說劈頭說道，「幸福的家庭都是相似的，不幸的家庭各有各的不幸」。因此，有思覺失調症的人的「個人病因」都是獨一無二的，有多少人有思覺失調症，就有多少種致

41 病基因和多少種思覺失調症。介於這兩種極端之間的情況則是，很多基因相互搭配運作，同時也與環境聯手，最終致使人發病。

我們的基因，以及這些基因所驅動的特質，是根據生物定律傳遞的。這些定律具有數學性質，可預測在家族內疾病流傳的模式。因此，採用家族、雙胞胎和收養研究來驗證單一、數個或眾多基因是否為致病原因變得可行。遺憾的是，研究者把數理基因模式套用到思覺失調症的家族資料上，卻沒有得出明確的結果。有些研究支持單一基因的概念，但大部分其他的研究發現，眾多基因的概念才能解釋大多數思覺失調症病患家族裡疾病傳遞的模式。

如研究囊腫纖維症（cystic fibrosis）和亨丁頓氏舞蹈症（Huntington's disease）等疾病的科學家指出，找出單一致病基因是可能的。我們稱這種單基因疾病（single gene disease）為單純的遺傳疾病或孟德爾遺傳疾病（Mendelian disorders），如此命名是因為，它的遺傳模式就跟 1800 年代格雷戈爾·孟德爾（Gregor Mendel）所研究的豌豆性徵遺傳一樣可以預測。囊腫纖維症及亨丁頓氏舞蹈症和其他很多疾病，在家族內的傳遞模式密切遵循單基因遺傳定律；相反地，思覺失調症確切的遺傳模式仍屬未知，也並不符合單基因疾病的遺傳定律。於是我們稱之為**複雜**的遺傳模式。當代的關聯分析（association analysis）方法相當完備，能夠找出甚至對於個體罹病風險的影響極其微小的大量基因，只要那些微小效用在跨個
42 人的群體中顯得一致又可靠（圖 6.2）。

思覺失調症：你應該知道的事實

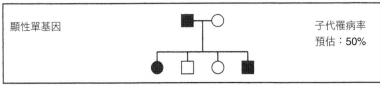

顯性單基因　　　　　　　　　　　　　　　　　　子代罹病率
　　　　　　　　　　　　　　　　　　　　　　　預估：50%

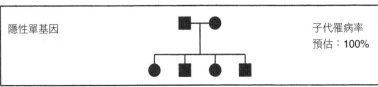

隱性單基因　　　　　　　　　　　　　　　　　　子代罹病率
　　　　　　　　　　　　　　　　　　　　　　　預估：100%

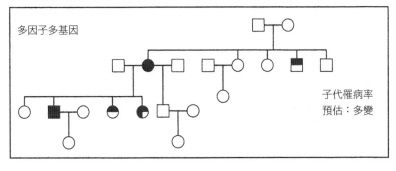

多因子多基因

子代罹病率
預估：多變

圖6.2　**基因傳遞模式**。對於人類的大多數性狀，包括很多疾病在內，基因扮演重
　　　要角色。基因決定或影響性狀和疾病的方式有很多種。在「顯性」單基因
　　　的致病案例中（最上層），父親帶有致病基因的複本（他本身也罹病），
　　　母親沒有，每個孩子得到或不會得到與父親同樣的基因與疾病的機率是
　　　五十比五十。在「隱性」單基因的致病案例中（中間層），雙親都有致病
　　　基因（本身也都罹病），每個孩子也都得到致病基因和疾病。在多基因和
　　　多重環境效應加乘作用（被稱為「多因子多基因」遺傳模式，最下層）的
　　　致病案例中，與疾病有關的大量風險基因，一部分以各種組合傳給了所有
　　　人。在任一個體身上，足夠的風險基因加上環境因素的匯聚是隨機的，導
　　　致疾病在家族裡的流傳模式不可預測。上一代多人得病的家族，比下一代
　　　有人得病的其他家族，有更高罹病率，即便在很多人罹病的家族裡，還是
　　　有很多人沒有得病或是僅部分得病。同樣地，思覺失調症也可能出現在其
　　　他家庭的後代中，縱使從家族史看來罹病情況不明顯。大多數有思覺失調
　　　症患者的家庭，並沒有顯示出與顯性或隱性基因的傳遞一致的遺傳模式，
　　　反而較符合多因子多基因模式。
　　　〔註記：方格代表男性，圓圈代表女性，黑影顯示罹病，空白顯示沒有罹
　　　病，有部分黑影顯示部分形式的罹病，譬如疾病光譜上的某一點；上一代
　　　位於系譜的上方。〕

關聯研究

在 2000 年代早期，實驗室技術已經進步到可以使用「全基因體關聯掃描」（genome-wide association scanning, GWAS），直接檢測基因體的每個部分與思覺失調症的關聯性。

基因體指的是「去氧核醣核酸」（縮寫是 DNA）上凡是人類都有但又人人不同的所有個別片段。我們的基因體由六十多億個「鹼基對」組成，分布在二十三對「染色體」上；每一對染色體上有一部分是遺傳自母親，另一部分遺傳自父親。在基因體的某個位置上或者所謂「基因座」（locus）上的 DNA 每一種變體，被稱為「等位基因」（allele），在任一基因座上兩個等位基因（一個來自母親，一個來自父親）的組合，稱為「基因型」（genotype）（圖 6.3）。

如果某個基因增加了罹患思覺失調症的風險，那麼它顯現出來的是，思覺失調症患者身上該基因的變體數目會比沒有思覺失調症的人來得多。這類的研究通常會拿一大群沒有血親關係的思覺失調症患者，跟另一群沒有思覺失調症、但其他方面都跟思覺失調症患者很相似的人來比較。在這類「病例－對照組關聯分析」（case-control association study）裡，我們算出在思覺失調症患者身上發現的每一種基因變體的數量，然後跟沒有思覺失調症的人的數值相比較。一個簡單的統計檢測便能決定，是不是有哪一種基因變異在思覺失調症患者身上確實更常見。假使

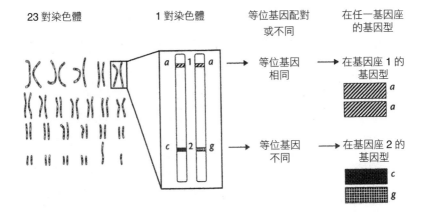

| 23 對染色體 | 1 對染色體 | 等位基因配對
或不同 | 在任一基因座
的基因型 |

圖6.3　**染色體、基因、等位基因**
圖示根據創用 CC 姓名標示授權條款 3.0 尚未本地化版（Creative
Commons Attribution 3.0 Unported license，簡稱 CC BY 3.0）
轉載 https://creativecommons.org/licenses/by/3.0/from Smart Servier
Medical Art, https://smart.servier.com/

我們發現了這樣的差異，我們就把在患者身上更常見的變
體稱為「風險變體」。在家族脈絡裡，關聯性分析要驗證
的是，思覺失調症患者從雙親之一得到該基因的風險變體
比率更高，即便雙親都有該基因的風險變體和正常變體，
而且遺傳的機率相等。

　　很多科學家採用全基因體關聯掃描（GWAS）來尋找
思覺失調症的風險基因。全基因體關聯掃描的結果很容
易解釋，因此不同的科學家團隊也很容易把他們的研究結
果彙整起來，更精準地描繪出思覺失調症的基因真相。世
界上最大的思覺失調症基因研究團隊是「精神病基因體
聯盟」（Psychiatric Genomics Consortium），我們也是其中
一員。我們和來自全世界其他數十個團隊把各自的全基因

體關聯掃描結果彙整在一起進行統合分析，得出了我們的最佳估計，指出了確實會劇烈增加罹病風險的一些基因變體。經過數十年的苦心研究，終於發現在基因體上大量的（大約 250 處）位置出現的個體差異與罹病風險息息相關，對我們來說是一大鼓舞。這些位置廣泛地分布在二十三對染色體上，因此風險基因並非集中於 DNA 的某一個或少數幾個區域裡。儘管發現這 250 個風險地帶是我們理解這個疾病的重大轉捩點，但我們只知道這些地帶藏有會增加罹病風險的一段 DNA，無法精確指出它位於何處。因此，在了解思覺失調症的致病基因這條漫長道路上，透過全基因體關聯掃描指出風險地帶只是跨出重大的第一步，並能夠利用所獲得的知識發展更好的診斷測驗或更進步的治療。

44

　　當我們彙整出一系列風險最高的致病基因，我們可以說思覺失調症有相當大的遺傳風險（但請記得，思覺失調症不全是遺傳來的，環境也起了一定作用，只是全基因體關聯掃描無法鑑定出來）。因此，雙胞胎研究顯示，思覺失調症罹病風險有大約 60%～85% 是遺傳來的，全基因體關聯掃描顯示，大約有 20% 的風險來自最高風險基因。相對於風險基線來說，每一個基因變體通常會讓個體增加頂多 10% 的罹病風險。因此，假設總人口的思覺失調症罹病風險是將近 1%，帶有任一個風險基因變體只會讓罹病風險跳到 1.1%。任一個風險基因變體都不足以獨自致病，事實上我們每個人都帶有很多這個疾病的風險變體。唯有結合其他很多風險變體，再加上環境的風險因子

作用，這些基因才會致病。

　　科學家依舊努力想搞懂，思覺失調症的遺傳風險有60%～85%，而最高風險基因的致病風險是 20%，為何這兩個數值有巨大落差。若能找出基因之間的交互作用，以及基因和環境因素的交互作用，這「失蹤的遺傳力」的量體十之八九會減少。除了這些做法，還有一個可能性是，思覺失調症的一些致病風險並非來自基因體序列的小改變，諸如全基因體關聯掃描所精確指出來的那些，而是來自 DNA 的大結構變化。

複製數變異

　　反諷的是，全基因體關聯掃描的技術發展，目的是要簡化尋找思覺失調症基因風險因子的做法，結果實際上卻更是彰顯出人類基因體有多麼複雜，以及在這個疾病上運作的各種基因機制有多麼繁複。其中一種複雜性，就是 DNA 大片段的增殖或缺失，也就是所謂的「複製數變異」（copy number variation），縮寫是 CNV。基因複製數變異很罕見，然而在思覺失調症患者身上這種變異比沒有這種疾病的人更常見。再者，思覺失調症基因體增殖或缺失的確切區段，在患者之間的差異性很大，這意味著，從基因體變異到致病之間存在著非常多樣的路徑。除了相當罕見之外，這些基因體大片段的增殖和缺失，無法單獨解釋總人口裡的高罹病風險。話說回來，譬如說，第二十二對染色體有大片段缺失或者第十六對染色體有大片段重複

的人，其罹病風險遽增（比一般族群的風險高出兩倍至十倍）。使用複製數變異有一大優點，勝過使用全基因體關聯掃描找出風險區段，即複製數變異可以準確指出思覺失調症患者的 DNA 哪個片段起變化，這對於理解這個疾病的生物學很有幫助。對於全基因體關聯掃描分析出來的基因區段，還需要更多的研究去確立這項發現的生物學意義。

思覺失調症風險基因的生物學

　　要說全基因體關聯掃描已經「解決」了思覺失調症的基因及生物之謎，還言之過早，但這項技術給了我們一些線索，透露與這個疾病相關的生物學特徵。如果我們檢視全基因體關聯掃描所發現的一些最強大的風險基因，從生物功能來看，這些基因可不是無脈絡可循。思覺失調症最強大的一個風險地帶是在 6 號染色體上被稱為「主要組織相容性複合體」（major histocompatibility complex, MHC）的區段上。在 MHC 上的很多基因會告知人體如何區分自身和外來分子譬如病毒，以保護人體。關於 MHC 的研究指出，一個名為「補體 4A 基因」（C4A）的基因是說明全基因體關聯掃描的發現的思覺失調症風險基因。由 C4A 基因編碼的是補體 4A 蛋白質。

　　與思覺失調症的風險基因有關聯的最強大生理系統是免疫系統，這實在令人驚訝，這一點也改變了我們對於免疫系統基因功用的認識。除了協調免疫系統的反應，舉例

來說，最近研究發現，C4A 對於腦細胞或者說神經元在生命初期的發育與成熟具有一定的作用。除了免疫系統和神經元發展，思覺失調症的風險基因也深深影響多巴胺神經元的生理功能，這一點很重要，因為能夠改善思覺失調症的正性症狀的所有藥物也會與巴多胺神經元交互作用。此外，思覺失調症風險基因影響所謂「細胞黏著」（cell adhesion）的歷程，也就是統籌細胞之間相互連結的過程。再者，思覺失調症風險基因通常涉及鈣離子的傳輸，也就是鈣離子進出細胞以調節細胞電能的過程。因此，儘管風險基因廣泛地分布在基因體上，但在生物學的層次上具有共通性。這些基因會特別集中在某些區域，譬如免疫系統、細胞黏著和在細胞之間「發出訊號」或溝通，以及細胞激活（cellular activation）的區域。

思覺失調症風險基因對其他疾病的效應

　　如同先前的家族研究和雙胞胎研究，全基因體關聯掃描也顯示了思覺失調症具有明確的遺傳成分。此外，與那些家族和雙胞胎研究一樣，全基因體關聯掃描也指出，思覺失調症不僅拉高了親屬罹患思覺失調症的風險，也提高了罹患其他相關疾病的風險，譬如思覺失調症光譜裡的疾病，同時也包含了情感性疾患在內，如躁鬱症和重鬱症。不過在基因複製數變異的層次，思覺失調症與自閉症光譜疾病以及智能障礙有更多的共通點。事實上，最近的研究顯示，幾乎每一個會增加罹患自閉症光譜疾病或智能障礙

風險的大片段基因增殖或缺失，也會增加罹患思覺失調症的風險，反之亦然。

基因異質性

過去十五年來思覺失調症的基因研究成果紛歧，這不免會讓科學家躊躇，不再期待能為這個疾病找到一個簡單明瞭的解釋。資料庫反而顯示，很多思覺失調症案例起因於少數家庭或個人獨有的罕見變體，不管是個別的罕見變體還是罕見變體的組合。這些變體當中有些不是遺傳來的，這又使得情況更加複雜；這些變體是一個人在一生中因為基因體引入新的等位基因產生新突變而**新生的**。在最好的情況下（我們已經排除了這種情況），思覺失調症是由單一因素造成的，可能是基因也可能是環境因素。這情況可以簡化診斷，指定一種直截了當的介入法來抵銷那基因的（或環境的）效用。在最糟的情況下（《安娜‧卡列尼娜》的情節），每個患者都有自身特有的風險因素組合，使得診斷、治療甚而研究都更加困難。長久以來我們假定真正的情況是介於這兩個極端之間，但是近來從全基因體關聯掃描以及其他基因研究得來的資料指出，答案恐怕更偏向於異質性（heterogeneity）更高的複雜情節。這些線索以及其他從全基因體關聯掃描所得到的資料，目前是頂尖基因研究正大力優先探究的重點。

整體而言，迄今為止的各種研究顯示，全基因體關聯掃描可以找到會增加罹患思覺失調症風險的基因，並透露

出與這疾病有關的生物學新途徑。然而，如同上文所述，這些研究也有侷限，因此我們仍無法偵測出所有相關的基因，也無法指出在基因體每個位點上確切會致病的變異。我們需要新技術來研究思覺失調症，以加快發掘風險基因的腳步。直接的 DNA 定序近年來已變得可行，若在十五年前，僅完成一個人的基因體定序就得花上百萬美元。事實上，即便現在，關於思覺失調症最先進的研究，也是利用全基因體定序來辨識與風險相關的變體。不久之後，將會有夠多的研究團隊從夠多的患者身上獲取全基因體的資料，能夠形成某種的數據共享，就像全基因體關聯掃描的資料。這肯定會迎來更多發現，補足從全基因體關聯掃描獲得的資料，對這個疾病的風險基因有更全面的理解，並找到醫界能夠著力的真正因果變異。

表觀遺傳學

我們把環境對於基因體的生成所進行的修飾稱為「表觀遺傳」作用（'epigenetic' effect）。這類的作用遍及人類基因體，對於基因的表現造成巨大衝擊。表觀遺傳作用不會改變 DNA 序列或是 DNA 所建造的蛋白質類型。表觀遺傳作用反而是可以把基因「打開」或「關閉」（就像電燈開關一樣），或是調節基因要製造多少蛋白質（就像控制燈光大小的轉扭）。這麼一來，它們可以引導製造某個蛋白質的量的多寡。

我們現今看到了一些具體例證顯示，會增加罹病風

險的基因變體可以被削弱也可以被強化，端看表觀遺傳的
修飾影響那基因的程度。我們才開始勘察在基因體上正常
的表觀遺傳修飾以及與思覺失調症相關的表觀遺傳修飾，
因此還要再過一段時間，我們才能適切地理解表觀遺傳學
（epigenetics）對思覺失調症罹病風險的真正影響、其潛藏
的生物機轉以及它的療法（可能的話）。我們預料，表觀
遺傳學終究會提供一個方法，讓我們配合著基因變體資
料，更準確預測罹病風險、了解環境如何修飾思覺失調症
的罹病風險，說不定能讓我們構思出治療的新方向。

　　若能辨識出作用不一的許多罹病風險基因，也許有
朝一日我們可以為每個風險基因建立檔案，據此預測未來
是否發病。這個風險基因檔案也可以用在遺傳諮詢上，協
助計畫生育的準父母了解未來的孩子罹患思覺失調症的
風險，做出明智的決定。與思覺失調症的治療最有關係的
是，研究者也找到好幾個會影響藥物治療成效的基因。隨
著這些基因與對藥物產生有利或不利反應的關係變得更明
朗，這些發現也可以在臨床派上用場，為思覺失調症研發
出根據基因量身訂做、個人化的藥物療法。然而我們必須
強調，對於基因資料的這類運用目前只是在概念階段，而
且在可見的未來也還不太可能實現。

【第七章】
環境如何影響思覺失調症？

本章重點

➜ 某些環境因素會促發罹患思覺失調症的風險，另一些則會改變思覺失調症患者身上的症狀。

➜ 「害孩子得思覺失調症」一詞指的是，母親養育孩子的方式曾經被認為是思覺失調症的肇因。研究顯示這個想法是錯的。

➜ 社會揀選（social selection）指的是一個地理區域內的生活方式，會吸引或排斥有思覺失調症的人。

➜ 向下遷移假說（downward drift hypothesis）主張，思覺失調症患者無法好好工作，或者日常生活功能下降的話，會在社會階層裡「往下遷移」。研究者發現，思覺失調症患者的社經地位比父母親在同年齡時來得低，因此佐證了這個假說。

➜ 零星的思覺失調症案例沒有家族病史。這些個案很可能有腦部結構異常或萎縮，而且，也很可能有出生併發症。

➜ 思覺失調症的症狀出現時，往往都面臨生活上重大的壓力事件。

儘管有非常強大的證據顯示基因對思覺失調症的影響，但是同卵雙胞胎並非百分百共同患病，這一點指出了環境扮演一定的角色。我們把「環境風險因子」定義為，不是基因所造成的事件，更具體來說，不是 DNA 序列的
50　個體差異所造成的事件。這些事件可能起源於生理（譬如頭部受傷、病毒感染）、心理（例如混亂的家庭關係）或社會（例如貧窮）。

　　在過去數十年間，科學家在患有思覺失調症的某些案例上找到環境風險因子的證據。在回顧這項研究之前，我們必須做一個重要的區別：有些環境因子會**導致**思覺失調症，另一些則**修飾**或改變已經得病的人的症狀。在本書裡，我們用「導致」一詞來指涉會產生這個疾病或在尚未得病的人身上提高罹病機率的任何因素。這個肇因不見得必要，也不見得充分。也就是說，很可能有其他的致病肇因存在，而且任一肇因很可能都必須跟其他肇因交互作用才會致病。我們用「修飾者」一詞來指涉會改變已經得病的人的症狀的任何事物。我們會在下一章討論，認識修飾者對於思覺失調症的治療很有幫助。無論如何，修飾者不該跟肇因相互混淆。

環境風險因子會導致思覺失調症嗎？

　　研究思覺失調症和其他精神疾病的科學家早已經放棄了「先天還是後天」的爭議。在過去，很多哲學家和科學家都在這兩個極端當中選擇一個立場。有些人認定精神

病完全是內在因素或者說基因造成的，另一些人則認為，心理疾病全是有害的環境事件所造成的。而今我們知道，「基因還是環境使然？」這個問題太簡化了。如同保羅‧米爾博士（Paul Meehl）在數十年之前領悟到的，更好的提問複雜多了：「什麼樣的一組環境風險因子會和哪些基因聯手，而造成思覺失調症？」

在討論可能導致思覺失調症的具體環境風險因子之前，應該先闡明，為何我們認為研究環境因子很重要。首先，思覺失調症的雙胞胎研究顯示，同卵雙胞胎當中有一人罹患思覺失調症，另一人罹病的機率只有五成，這一點很值得注意。當同卵雙胞胎當中一人有病而另一人沒有，這意味著思覺失調症的風險基因**需要**某個環境事件來觸發才會起作用。雙胞胎研究顯示，毫無疑問，人們可能帶有思覺失調症風險基因卻從來不發病。這一點成了把環境事件當成罹病風險因素來研究的強力理據。

研究環境風險因子的第二個理由是，比起基因因素，環境因素更容易改變，因此可以用在治療規劃中。很多環境因素是可以改變的，舉例來說，假使特定飲食或接觸會造成思覺失調症，公共計畫或居家治療就能夠以預防這個疾病為目標。打造這類的治療是某些研究環境風險因子的科學家的長期目標。

家庭關係

在 1900 年代中期，心理衛生專業是由理論學者、科

學家和醫生所主導，他們認為大部分的精神疾病都是心理發展受到某些事件的干擾、延宕或損害的結果。由於家庭環境會強烈影響心理健康，因此把家庭關係視為思覺失調症的潛在肇因似乎很合理。於是，臨床醫生們的觀察形成了一些學說，主張家庭在導致患者罹患思覺失調症上所扮演的角色。

很遺憾地，這些學說當中很多被視為事實，但都缺乏科學證據支持。我們希望在這一章裡指出，嚴謹的科學事實勝過許多迷思、無稽之談和基於猜測和偏見的誤解。我們從一些過時的舊假說開始談起，這些假說如今已站不住腳，然而從人們目前對於思覺失調症的態度和對這疾病的污名化當中，依舊可見它的蛛絲馬跡。令人難過的是，在這些假說被證實為謬誤之前，思覺失調症患者的親人們，特別是他們的母親，都遭人指責：是她們養育孩子的方式讓孩子罹病。這是很沉重的精神負擔。我們只希望，有這種想法的人都可以明白這些假說的謬誤。

害孩子得思覺失調症的母親

有很多精神科醫生甚至是研究者一度認為，母親的人格特質會造成孩子的思覺失調症。這些母親被貼上「害孩子得思覺失調症」的標籤。支持這個理論的是一種信念，而不是事實，其認定思覺失調症患者的母親傾向於過度保護孩子、對孩子有敵意以及無法了解孩子的感受。當時學者們認為，這些異常的態度**導致**孩子的思覺失調症症狀與

行為。

　　然而，這種論點沒有考慮到一種可能性，那就是母親的態度可能是她生出一個有思覺失調症孩子的**結果**。縱使在孩子發病之前母親已經顯示出那些特質，也可能是有罹病風險的孩子的不尋常個性引出了母親那些態度。還有一 52 種可能是，母親把思覺失調症的易感基因傳給了孩子。還記得很多帶有罹病風險基因的人並沒有發病。他們也許有人格障礙症，也許完全正常。基因對於思覺失調症的作用很可能表現在人格特質上，譬如過度保護或敵意。因此，所謂的害孩子得思覺失調症的特質，可能也是思覺失調症的致病基因所造成的。我們不明白為何很多臨床醫師支持「害孩子得思覺失調症的母親」這個論調，許多研究表明，母親（或父親也是）養育孩子的方式並不會造成（或防止）思覺失調症。

雙重束縛理論

　　媽媽們或準媽媽們在讀這本書時也許會想，研究者是否也對思覺失調症患者的爸爸進行研究。如果親子關係很重要，那麼父親的人格特質當然也應該納入考量。事實上，另一種理論把父親涵蓋在內，這個理論談到了一種矛盾的溝通方式，而父親和母親都落入那種溝通模式。在這個「雙重束縛」（double-bind）的溝通中，孩子反覆接收到兩相矛盾的訊息。譬如說，爸媽答應孩子可以外出，但是他們的肢體動作卻透露出不准孩子外出。父母親在口頭

上要求孩子做出一種反應，但是他們內心深處的要求卻是完全相反的。

思覺失調症的雙重束縛理論似乎可以解釋思覺失調症患者的某些行為。這類的溝通可能會讓他們退縮到一個幻想世界，同時，就算不是教導了，也是鼓勵了非理性行為。無論如何，雙重束縛理論是從思覺失調症患者與其父母親互動的少量臨床觀察得出來的結果。這理論乍看之下頗有道理，曾經廣泛應用在思覺失調症的治療。現在這理論已不再被採信，也不再應用到治療中。

父母親的婚姻關係

另一個環境假說認為，父母親之間的反常關係造成孩子罹患思覺失調症。其基本的概念是，孩子目睹父母親不合宜的行為，學會用不理性、錯亂的行為來回應。這個假說歸納了兩種異常的婚姻關係。第一種被稱為「傾斜」型的關係，也就是父母的一方總是屈服於強勢且異常的另一方。一般認為，這種傾斜關係通常出現在男性思覺失調症患者的雙親身上，他的母親偏向強勢，父親則消極。由於母親無法從另一半身上獲得情感的滿足，結果轉而從兒子身上尋求滿足。另一種反常的婚姻關係被稱為「分裂」型。在這種關係裡，父母親長期處於衝突，各自忽視相互的需求，只管追求個人的目標。在過程裡，父母親為了贏得孩子的支持勾心鬥角。擁護這個假說的人指出，分裂的婚姻關係通常發生在女性思覺失調症患者的雙親之間。

婚姻傾斜或婚姻分裂的概念，是從有孩子得了思覺失調症、為數不多的家庭訪談資料歸結出來的。然而，後來的研究發現，在孩子都沒有思覺失調症的家庭裡，這兩種反常的婚姻關係也都很常見。因此沒有理由相信，這兩種婚姻關係是有思覺失調症患者的雙親特有的。所以我們可以下個結論：父母的婚姻關係反常並不會讓孩子得思覺失調症。

混亂的家庭溝通

大約四十年前，美國國家心理衛生研究院著手進行一項研究，企圖了解混亂的家庭溝通會不會造成思覺失調症。他們採用錄音訪談和心理測驗，在一系列的對照實驗中探究家庭互動的模式。受試的四個家庭裡都有一名孩子罹患思覺失調症，經過密集的研究，結果顯示這些父母表現出兩種溝通混亂的型態，一種是思緒「不成形」（amorphous），這種溝通只有模糊的想法，缺乏清晰的思維；第二種是思緒「零散」（fragmented），每個意念之間是沒有條理的，在這種模式裡，父母親的基本意念是清楚的，但是意念與意念之間的關聯是薄弱的。

這兩種型態的溝通並不侷限於雙親的一方，而且是整個家庭的特色。研究者提出的理論是，這些型態的溝通偏差對孩子的認知發展造成影響。於是研究者把思覺失調症表現的各種思考混亂，說成是「不成形」和「零散」的家庭溝通的直接結果。

為了驗證這個假說，科學家根據孩子的診斷，也就是思覺失調症、精神官能症（neurosis，相對輕微的心理疾患）以及沒有精神疾病，把父母親分成三組。78% 的雙親的分類，正確對應了孩子的診斷組別。結果顯示，比起精神官能症患者或正常對照組的父親，思覺失調症患者的父親違常的比率更高，但是思覺失調症患者或精神官能症患者的母親則沒有差別。

倫敦大學精神醫學研究院試圖照表操作這些調查發現時，卻得到不一樣的結果。利用同樣的計分系統，英國研究者把思覺失調症或精神官能症的雙親進行比較。雖然這項研究再次得出關於父親的結論，但是他們的性格差異不如美國研究來得明顯。這大概是因為英國樣本和美國樣本在思覺失調症的定義上有差異。事實上，英國病患有妄想和幻覺等思覺失調症的正性症狀，美國病患出現更多負性症狀以及慢性人格解體的證據。

溝通型態的基因成分很可能也影響了結果。如同前文強調過的，在所有的家族研究裡都不能忽視基因與環境的交互作用。混亂的家庭溝通是思覺失調症特有的狀況，還是在各種精神疾患都會發現，仍屬不確定。在父母親身上觀察到的任何溝通異常，很可能也同樣受到思覺失調症風險基因的影響。這些父母親可能有思覺失調型人格障礙症，或思覺失調症基因的其他輕微表現。然而，假使異常溝通和下一代是否得思覺失調症之間有因果關係，那麼改善家庭溝通就能避免思覺失調症，但是我們知道，沒有具體的證據支持這個預測。因此，我們不認為家庭內混亂的

溝通是思覺失調症的肇因。

罹患思覺失調症的高風險孩子

　　至目前為止，我們所描述的家族研究大部分都是根據病患發病之後所進行的觀察。遺憾的是，病患和家屬通常很難準確回想發病前發生的事。這些研究還有另一個研究準確度問題的來源：父母親身上的異常特徵，可能是父母親對孩子的異常行為的反應而非原因。為了排除這些缺失，我們的研究必須從孩子出生起就開始紀錄孩子和家庭的所有特徵，直到這些孩子當中有些人發病。當這些孩子中有人發病，我們就能指出他的家庭裡最值得注意的特徵。

　　罹患思覺失調症的終生風險是 1%。因此，出生就被選中來進行研究的一百個孩子，經過了四十年的觀察，其中只會有一個發病。要得到一百個發病的人來研究，我們需要追蹤觀察一萬個孩子，從他們出生起到四十歲。這樣的研究儘管很理想，但顯然不切實際。降低受試兒童數量的一個方法，就是挑選罹病風險高的兒童。創造這樣的受試樣本的最好方法，就是找父母親本身有思覺失調症的孩子來研究。因為這類的孩子終生的罹病風險高了十倍，接受觀察的人數可以降至十分之一。這個策略一直被用在研究思覺失調症的生物機轉，但不適合用來研究雙親態度和家庭互動，因為被選中的孩子在基因上已經傾向於罹患思覺失調症。因此，要把環境成分和基因成分區分開來非常困難。此外，雖然只研究高風險的孩子及其家庭可以降低

樣本數，但這類研究必須長期追蹤樣本，還是非常耗時又所費不貲。無論如何，利用學校和醫院現有的兒童輔導紀錄有時依然可行。

　　根據在發病前就長時間紀錄的資料，這類研究指出，日後得了思覺失調症的孩子的雙親，尤其是母親，與孩子沒有得病的雙親相比，往往更常與孩子發生衝突，也表現出更多的過度憂慮和保護的跡象。然而雙親的這些反常表現，不能視為孩子罹病的社會心理學證據，除非能夠排除雙親在基因的影響和對孩子發病前的違常行為的心理反應。思覺失調症患者的養父母研究，就是特地要把雙親的反常對孩子的影響從環境和基因方面區分開來。如同先前談過的，收養研究發現，思覺失調症比較可能是源起於基因的傳遞，而不是受環境感染；沒有令人信服的證據能夠支持父母養育和罹患思覺失調症有直接關聯。收養研究反而指出，養育因素和思覺失調症沒有因果關係。

　　最值得注意的是，收養研究也發現，生母有思覺失調症、由沒有精神病史的人撫養的小孩，罹患思覺失調症的風險拉高。反過來說，親生父母沒有精神病但養父母有嚴重精神疾病的孩子，罹患思覺失調症或相關疾患的風險比率並沒有增加。這些研究強力表明，養育並非罹患思覺失調症的關鍵因素。

社會環境

　　在前面章節討論過的盛行率和發生率研究顯示，思覺失調症遍及世界各地，不受地理區域、政治體制、經濟體系或文化所侷限。然而，思覺失調症出現的頻率卻因社會文化背景不同而變化。思覺失調症盛行率的兩個極端值出現在瑞典北部的一個小社區，以及北美的哈特教派（Hutterites）社區：前者的盛行率是每 1,000 人有 10.8 人，後者是每 1,000 人有 1.1 人。這兩種文化之間盛行率的差異讓許多研究者推論，環境中社會文化的面向可能是思覺失調症的肇因。也有其他研究者反而主張，這些差異是**社會揀選**的結果。當某個地區的社會或文化特色或多或少讓有心理疾患的人更想遷入或者遠離，就是出現了社會揀選。當這種情況發生，社群文化並沒有致病，它只是讓患病的人多少更想入住那地區，或者能夠在那裡待下來。

　　哈特教派是北美再洗禮派（Anabaptist，也稱重浸派）的一個分支，教徒在關係緊密的農業社區裡過著簡樸虔誠的生活。哈特教派教徒裡思覺失調症的盛行率低，一個可能的解釋是，帶有類似思覺失調症特質的人會搬離開這種要求同儕之間有高度社會互動的社群。在瑞典北部，思覺失調症的終生罹病風險是斯堪地那維亞其他地區的三倍之高。瑞典北部的氣候嚴苛，居民過著極度孤立的生活。這樣的環境可能相當吸引思覺失調症患者。況且，沒有思覺失調症的人可能無法忍受如此極端的社會孤立。在這個與世隔絕的地區，表親結婚的頻率高；在已經帶有思覺失調

症基因的人口群裡，頻繁的近親聯姻只會進一步拉高這個社群裡原本已經很高的罹病風險。

社經地位

　　流行病學研究詳實地調查過社經地位與心理疾病之間的關係。社經地位低的人處於各種劣勢中。貧窮、營養不良、母親照顧不暇、缺乏醫療照護以及家庭情況紊亂等等，這些只是少數幾個使得心理疾患更雪上加霜的情境而已。若說這些因素對於兒童的發育會帶來負面影響，因而導致罹患思覺失調症的風險增加，似乎很合理。當研究者發現，生活在歐美內城、社會階層低的居民，因思覺失調症入院的比率更高，他們並不訝異。根據好幾份研究的統合分析，住在城市裡罹患思覺失調症的風險，比住在鄉下高兩倍以上。有些人從這些發現得出結論，認為內城裡社會雜亂無章、經濟匱乏、健康不良以及教育機會有限，會致使有思覺失調症傾向的人發病。這個結論帶出一個關鍵問題：「是社會階級低造成思覺失調症，還是思覺失調症造成社會階級低？」不難看出這兩種可能性的機率相同。如同我們在前幾章談過的，思覺失調症會在知覺、思考和社交行為上帶來巨大的改變。由於很多患者無法好好上學或好好工作，他們會「向下遷移」到較低的社會階層。於是，研究者再度面臨以下的問題：要從社會致病論還是社會揀選論，來看待思覺失調症。

　　為了檢視**向下遷移**假說，流行病學者做了一個簡單測

驗。假使向下遷移不成立，那麼思覺失調症患者的社經地位，會與父母親在同年齡時的社經地位一樣。然而研究結果卻顯示，比起沒有罹病的對照組受試者，思覺失調症患者更可能比父母親當年的社經地位低。研究也發現，思覺失調症患者的父親與非患者的父親在社會地位上沒有顯著差異。因此，有思覺失調症的人暴露在低階生活裡的劣勢並沒有比沒有思覺失調症的人來得深。

布魯斯・多倫溫德博士（Bruce Dohrenwend）做的一份研究提供了更多證據，證明社會階級低並不會造成思覺失調症。多倫溫德博士及其團隊注意到，劣勢族裔的研究可以釐清這個議題，因為就某個程度來說，劣勢族群生活在較低的社會階級，是社會歧視所致，不是缺乏成就能力。他的推論是，假使社會劣勢造成思覺失調症，而受歧視是社會劣勢的一種形式，那麼弱勢族群罹患思覺失調症的風險應該比非弱勢族群**來得高**。此外，弱勢族群有較高的罹病風險，這一點在每個社會階級應該都很明顯才是。反過來說，如果思覺失調症導致往下層社會階級遷移，那麼在較低的社會階級裡，弱勢族群罹患思覺失調症的風險應該**較低**才是。這個預測的推理是這樣的：由於歧視，弱勢族群裡很多心理健康又有能力做出一番成就的人，將無法提升其社會階級。假使這推論成立，那麼他們待在較低社會階級裡，應該會降低較低社會階級裡弱勢族群罹患思覺失調症的比率。相反地，非屬弱勢族群的思覺失調症患者也會往下遷移，這應該會增加低下階級裡非弱勢族群罹患思覺失調症的比率。

這項研究的結果支持了向下遷移假說。最值得注意的是低下社會階級裡男性罹患思覺失調症的風險。其族裔屬於優勢的風險是 4%，屬於劣勢的是 2%。

連同之前的研究合起來看，這些發現指出，得了思覺失調症，會讓人落入比沒得病時可能落入的社會階級更低的景況。這一點與思覺失調症會讓患者更難有效地應付社交或職場情境是一致的。患者在社交表現和職場表現所受到的損害，很可能讓他們無法達到要在社會階級裡更上層樓所需的高水平經濟和教育成就。因此，我們和其他研究者得出的結論是，低社經地位是罹患思覺失調症的結果，而不是肇因。

58 思覺失調症是社會生病的縮影

少數精神健康專家主張，思覺失調症是社會生病的徵兆。從這個觀點來看，思覺失調症是個人的一種因應機轉，因應的是不合理的社會力量。這個社會理論並非假定低社會階級造成思覺失調症，而是假定所有社會階級都有罹病風險。

出人意表的是，這個假說的擁護者宣稱，思覺失調症的出現是一種「治療經驗」；治療的目標是要帶領病患走出這個經驗，而不是遏止它。這一派的治療師認為，生了病的社會透過家庭施加壓力，挑中某個家庭成員來背負重擔。因為這個社會歷程，這位家庭成員被貼上「思覺失調症」的標籤。這個理論的極端擁護者認為，得了思覺失調

症的人其實是努力要掙脫父母親的要求以達到自由；藉由表現思覺失調症症狀，他獲得了自主。

由於這假說把思覺失調症的精神症狀看成是病患的一股助力，因此，欲縮短思覺失調症發作的任何治療，在這一派眼裡都不是治療。既然出狀況的家庭關係才是思覺失調症的病灶，治療不僅要把家庭涵蓋進來，也要在病人和治療師之間建立一種特殊的矯正關係。雖然有些民眾和專業社工接受這個觀點，不過沒有科學證據支持它。

生物性環境風險因子

過去五十年間，科學家漸漸不再把家庭關係和社會環境視為思覺失調症的主要肇因來進行研究。這類理論禁不起嚴謹的科學驗證，因此很多科學家轉而研究會對腦部發展造成影響的生物性環境事件。說到這裡，讀者必須了解，我們把這些事件稱為「生物性」而不是「心理性」和「社會性」，是因為這些事件會干擾生物功能。因此，我們說社會階級和家庭關係是非生物性環境，因為它們對於生物功能的衝擊並不明確。相形之下，我們很容易了解像是頭部受傷或病毒感染這類生理事件會導致大腦損害。後者這類事件帶來的生物性影響非常明確，因此生物性與非生物性因素的區分，反映出我們對於環境事件如何衝擊人類生物性機轉的認識（或缺乏認識）。我們很樂見有朝一日，心理和社會壓力對生物性機轉的影響能獲得充分理解，因而不再需要當今在生物與非生物事件之間的區分。

59 妊娠和分娩併發症

在分娩**之前**影響到母親子宮內胎兒的任何事件都歸為產前事件。這些事件包括身體創傷、營養不良、感染和酒精中毒。產期事件指的是在分娩過程中發生的事，譬如身體受傷、缺氧、感染和出血都是。分娩**之後**出現的事，稱為產後事件。產後事件發生的時間若接近分娩時刻，就可以併入產前和產期事件，統稱為「妊娠和分娩併發症」，縮寫是 PDCs。

很多研究發現，日後得了思覺失調症的人在出生時發生 PDCs 的比率較高。譬如說，思覺失調症患者是早產兒的機率更大，出生時的體重也相對較輕，此外也出現其他型態的 PDCs。但是令研究者困惑的是，PDCs 和思覺失調症之間的關聯性並不強。儘管有思覺失調症的人更可能有 PDCs，但是 PDCs 在一般群體裡也相當常見。因此，絕大多數經歷過 PDCs 的嬰兒並沒有得思覺失調症。

研究者把 PDCs 研究結果和基因研究合起來看，得出了一個簡單又強有力的假說。PDCs 的效應看起來很可能是激活了思覺失調症的遺傳體質。研究者推論，思覺失調症透過遺傳讓人得到罹患思覺失調症的傾向或體質。然而，這個體質還是需要環境來觸發。這個學說有時被稱為思覺失調症的「素質－壓力論」（diathesis-stress theory），因為個體要發病，遺傳體質（素質）和不利的環境事件（壓力）缺一不可。

薩爾諾夫‧梅德尼克博士（Sarnoff Mednick）在研究

生母有思覺失調症的兒童時，找到了支持素質－壓力論的強力證據。這個研究率先發現，這些「高風險」的孩子經歷過 PDCs 比率並沒有比其他孩子更高。因此，生母有思覺失調症無法預測孩子有更多的出生併發症。這意味著遺傳體質（生母有思覺失調症）不會跟環境壓力（PDCs）混淆。梅德尼克博士及其團隊發現，在一群高風險的孩子**之中**，從 PDCs 可以預測日後的精神違常，包括思覺失調症在內。他們也發現，出生併發症最少的兒童更可能得到「邊緣型思覺失調症」（borderline schizophrenia），這指的是症狀與思覺失調症很相像但輕微得多的疾患，用今天的診斷語彙來說，就是思覺失調型人格障礙症。總地來說，這一系列研究指出，有思覺失調症的遺傳體質的孩子如果有 PDCs，更可能罹患思覺失調症。

60

梅德尼克博士團隊的發現很有意思，不過就像很多關於思覺失調症的發現，最後的事實往往更複雜。研究者普遍同意，從 PDCs 可預測日後罹患思覺失調症和一定程度的大腦異常。因此，PDCs 顯然會在生理上帶來一定的衝擊。儘管如此，並非所有的家庭研究都支持 PDCs 會與遺傳體質交互作用而引發思覺失調症這個看法。其他研究者提出了 PDCs 造成非遺傳性思覺失調症的可能性，這個理論認為，PDCs 會使得沒有遺傳體質的人得到思覺失調症。多個研究支持上述理論，它們發現，比起有思覺失調症家族病史的病患，沒有家族病史的病患當中有更多人有 PDCs。然而也有其他研究指出沒有差別。這種種發現凸顯出，引發思覺失調症的多重事件之間連鎖因果關係的複

雜性。看起來 PDCs 若非助長這些因果效應，很可能就是觸發了這些效應。在幾個罕見的案例中，PDCs 也會單獨起作用，引發非遺傳性思覺失調症。

病毒假說

　　大多數人都很熟悉病毒。沒有特殊的顯微鏡，肉眼看不見的這些有機體，都曾經讓人生病，譬如輕微著涼、感冒或腸胃問題。我們也從重大的流行病，譬如愛滋病、伊波拉病毒和流感了解，病毒非常危險而且影響很廣泛，小至輕微不適，大到致命。因此，病毒可能導致思覺失調症的這種臆測，想必讀者也不會驚訝。

　　很多科學家認為，思覺失調症的病毒假說合理地解釋了不少流行病和臨床觀察。其中最重要的發現是，思覺失調症患者在深冬和春天月份出生的比率大於其他季節。這些月份出生的孩子，在母體子宮內接觸到病毒的風險更高。研究者推論，病毒對於胚胎的影響，很可能讓大腦往異常的方向發育。「出生季節效應」的說法促生了一個概念：由於病毒對大腦有害，病毒很可能就是某些思覺失調症案例的病因。有意思的是，有些研究發現，在沒有思覺失調症家族史的病患當中，出生季節效應最為強烈。因此，這現象有兩種可能性，一是病毒造成的思覺失調症沒有基因的起源，另一是基因因子在這類案例裡較不重要。

　　出生季節效應是支持病毒造成思覺失調症這個論調最令人信服的證據，不過其他事實也與這個論調一致。首

先，如果病毒攻擊胎兒發育中的大腦而造成思覺失調症，那麼我們應該會觀察到這種作用的其他證據。證據有兩種：第一，思覺失調症患者有身體特徵異常的比率更高。身體特徵異常是身體某些部位的外觀出現不尋常特徵。舉例來說，面部畸形就是其一。由於身體特徵異常可能是攻擊胎兒的病毒造成的，而思覺失調症患者有高比率的身體特徵異常則支持了病毒假說。第二個證據是，有些思覺失調症患者的指紋很奇特。雖然身體特徵異常和奇特指紋也可能是 PDCs 或基因異常造成的，但是它們在思覺失調症患者身上出現，也可能是病毒攻擊大腦的表現。

　　針對在流感流行期出生的人所進行的研究，也驗證了思覺失調症的病毒理論。由於流感病毒會造成腦部缺陷，接觸病毒的胎兒有更高的罹病風險。一份研究針對 1957 年流感爆發期間仍是胎兒的芬蘭成人進行檢驗：母親懷胎的第四、五、六個月時遇到流感大流行的成人，日後被診斷有思覺失調症的風險增加。這研究強烈指出，流感病毒會致使某些人獲得罹患思覺失調症的風險。然而，蘇格蘭的一份研究卻得出，思覺失調症的高罹病風險與 1918 年、1919 年或 1957 年流感流行期之間的關聯性並不一致，在一份美國研究裡，也只有少量的證據支持病毒流行病和思覺失調症之間的關聯。芬蘭的研究結果儘管獲得一群丹麥樣本支持，不過還需更多研究，才能確切做出「胎兒發育期受到病毒感染會造成思覺失調症」的結論。

「家族性」和「偶發的」思覺失調症研究

我們在前面略為提及，關於生物性環境因子的一些研究發現，有些案例很可能是「偶發的」思覺失調症。**偶發的**一詞指的是沒有家族起源，因此，在某一家族內思覺失調症很罕見（零星）。反過來說，**家族性**思覺失調症指的是，在同一家族裡這個疾病會有許多案例一同出現。我們和其他研究者使用「家族性」這字眼而不是「基因性」，因為這個疾病可能在家人之中群聚出現但不是基因使然。儘管如此，我們相信大多數的家族性思覺失調症都確實有基因的起源，或至少和基因脫不了關係。

「家族性」／「偶發的」的觀點，是前面談過的素質－壓力論之外的另一選項。此處的基本概念是，思覺失調症可能是基因造成的，也可能是環境造成的。舉例來說，某一型的思覺失調症可能是單一基因或（更可能是）一組風險基因造成的，但另一型的思覺失調症可能是病毒造成的。這也許能夠解釋研究者為何很難確切找出單一的肇因。就目前所知，並沒有萬無一失的方法可以區分基因造成的和非基因因素所致的思覺失調症。不論如何，我們可以把病患分成家族性的或偶發的。家人當中有一個或更多罹患思覺失調症的病患，屬於家族性的思覺失調症。家人當中沒有人有這種病的，就屬於偶發性的。當然，家族性和偶發性的分類不是區別基因性和非基因性分類的完美指標，因為家族性和偶發性的區分，是根據受訪者自陳的敘述，而受訪者對於疾病在家族內發生的情況很可能所知

有限。話說回來，從家族性和偶發性案例的區分，我們可以合理地推論這疾病的基因源頭和環境風險。

家族性和偶發性思覺失調症病患，在年齡、性別或臨床表現上，譬如症狀、發病年紀和住院需要，並沒有差異；相反地，在大腦功能運作上，則有程度之分。最值得注意的是，難以維持注意力的現象，在家族性思覺失調症患者身上更常見。對於需要長時間集中心思在某事物上的工作，這些病患會感到很困難。換句話說，他們容易分心；他們的注意力很容易轉向周遭環境的其他方面。偶發性思覺失調症患者接受**電腦斷層掃描（CAT）或核磁共振造影（MRI）**對腦部結構進行攝影後，腦部結構性異常的比率較高。此處所謂的異常指的是，腦部出現腦細胞萎縮或流失的證據。此外，比起家族性患者，偶發性患者更常在冬天出生，並且有 PDCs。我們難以從這些研究得出強有力結論，因為儘管大多數研究支持這些發現，仍有一些研究並不支持。不論如何，所得的結果都與「有害的環境事件會影響腦神經發育，導致非基因性的思覺失調症」這想法相符。

區別基因引起還是環境使然的另一個做法，是對共患型和非共患型的同卵雙胞胎進行比較。如果是同卵雙胞胎，兩人的基因會一模一樣。因此，假使某個性狀完全取決於基因，那麼在雙胞胎身上都會表現出來。根據這些事實，兩人都有思覺失調症的同卵雙胞胎，很可能就是基因使然的思覺失調症。反過來說，一人得病另一人沒得病的同卵雙胞胎，他們得的可能就是環境使然的思覺失調症。

英國倫敦莫茲里醫院（Maudsley Hospital）研究者檢驗了二十一對同卵雙胞胎：其中的九對，兩人都有思覺失調症，其餘十二對則一人發病，另一人沒發病。患者的腦部結構性異常程度，在共患型和非共患型的雙胞胎之間沒有差別。然而，沒有思覺失調症家族史的人，腦部萎縮的情形更多。這些研究者也發現，非共患型同卵雙胞胎的思覺失調症患者，有 PDCs 的更多。

如果雙胞胎是因為環境因素而一人得思覺失調症另一人沒得，那麼應該只有**共患型的**雙胞胎的親人有更高的罹病風險。有些研究得出這個結果，有些並沒有。這些研究指出，得病不一致的雙胞胎當中有些都有遺傳疾病。這個零星的次群體數量有多大仍屬未知。

總之，家族性和偶發性思覺失調症的研究，結果分歧。有些研究支持思覺失調症存在著非基因性的形式。PDCs 看似是這些顯然非基因性案例的肇因。另一個可能性是父親高齡，這會增加子女罹患思覺失調症的風險。這個關聯性的機轉可能是 DNA 修復機制因高齡失靈，使得高齡父親產生的精子的突變增加，結果把這些突變傳給了子女。在這種情況下，父親（其餘的家人）沒有思覺失調症病史，但在發病的子女身上，基因仍起了作用。病毒或其他環境因子的角色尚未獲得證實或確立。這些研究無法排除掉前面討論過的思覺失調症的素質－壓力模式；事實上，相較於思覺失調症存在著非基因形式這個主張來說，這些研究當中有一些更符合素質－壓力論。我們需要更多研究才能在這兩種想法中抉擇，或者決定哪一種思覺失調

症起於哪一種肇因。

思覺失調症高風險患者的前驅期研究

　　另一組的研究針對的是有極高風險罹患精神病的年輕人，包括罹患思覺失調症在內。所謂精神病涵蓋了思覺失調症前驅期症狀，徵示著生活功能即將下降至符合思覺失調症診斷的程度。這四十四項研究顯示，有超高風險罹患精神病的人（但尚未得思覺失調症者）有 PDCs、使用藥物和酒精、身體活動不足、童年創傷、情緒受虐、身體上的疏忽照顧以及感受高度壓力的比率更高。如果與思覺失調症相關的這些大家熟知的因素在發病前出現、對發病也起一定的作用，或者單純是生病的結果，那麼就衡鑑來說，這些超高風險群組的研究很有價值。現有的資料認為，這類環境風險因子也許確實有致病風險，不過這些因子也可能是潛在的基因或生物性風險狀態的結果（就像思覺失調症本身）。

結論

　　許多環境因素確實與思覺失調症有關。這些環境因素是在發病之前出現，而且對病的發展具有影響，或者只是與思覺失調症症狀的出現息息相關，往往很難判斷。針對在成長中發病的兒童以及有超高罹病風險的年輕人所做的研究，提供了判斷這些環境因素和病症之間是因果關係還

是只有相關性的最佳機會。這些研究大部分不支持心理社會因素，即教養方式或社會經濟條件會致病的說法；相反地，許多生物性環境因素確實得到研究的支持，可視為致病成因。物質濫用、童年創傷、PDCs 甚至父親高齡都證實是思覺失調症的環境風險因子。研究認為高齡父親的精子含有更多的突變基因，因而把突變基因傳給了子女，增加了子女罹病風險。這些生物性環境因子增加的罹病風險比風險基線高出約 30% 至 100%（因此大概把總人口的罹病風險率從 1% 拉高至 1.3% 至 2%），所以是相對小的風險因子。在大多數情況下，單憑這些因子當中的任一個都不足以引發思覺失調症；這些環境因子反而需要彼此交互作用，也要與風險基因相互作用，才會使人致病。

【第八章】

思覺失調症是腦部疾病嗎？

本章重點

➲ 腦部造影研究發現，有 20% 至 50% 的思覺失調症患者出現腦部萎縮。

➲ 思覺失調症患者的腦部某些部位的代謝活動較少，這意味著患者的大腦對於刺激的反應不如正常大腦來得有效。

➲ 思覺失調症患者的腦部裡，流向前額葉的血流量較少，這些患者在注意力、動作功能和抽象概念（前額葉主管的功能）的表現也較差。

➲ 思覺失調症患者的左腦功能障礙（從語言和書寫作業測得）多於右腦功能障礙（從空間作業測得）。

➲ 多巴胺理論主張，名為多巴胺的腦內化學物質過度活躍，可能導致思覺失調症。雖然這個理論過於簡單，但很多跡象顯示，多巴胺過多很可能確實是導致思覺失調症的腦部缺陷之一。

　　在精神醫學的用語裡，會改變心理運作或情緒的疾病可分為為「症狀性」（symptomatic）或「原發性」（idiopathic）疾病。**症狀性**疾病是生理肇因已知

的疾病。舉例來說，顳葉癲癇、中風、腦瘤會改變心智功能和情感表達。在這些情況下，透過腦電圖檢查（electroencephalogram，測量大腦神經細胞所產生的電位變化）、照X光，或與之類似但更精密的評估方法可以找出生理肇因。反過來說，我們把生理肇因未**知**的某個病症，稱為**原發性**疾病。我們強調「知」一字，是因為大多數科學家預料，只要人類能夠嚴密地檢視分子層次的運作，思覺失調症的生理肇因為何有朝一日會解開。「原發性」一詞最初反映出一個信念，就是這些疾病是源起於對腦部不會造成生理作用的心理和社會事件。

66

本書第一版出版後，精神醫學界在研究精神疾病的取向上出現了很大的變革，尤其是研究思覺失調症。很多科學家和臨床醫師開始質疑「思覺失調症源起於心理及家庭衝突」這個概念。他們反而認為思覺失調症患者在思考和情緒上的巨大變化，是腦部疾病引起的。

這一章要檢視那些顯示出思覺失調症患者腦部的生物歷程起變化的相關證據。過去一個世紀裡，科學家創造了很多方式來研究大腦。每一種新的腦神經造影技術問世，很快就應用在思覺失調症的研究。我們將會看到，這些測量方法多半導向同一個結論：有些思覺失調症患者的腦部結構與功能並不正常。但是我們對於它的**病因**和**病理**的很多細節仍舊無法掌握。病因指的是腦部功能失常的原因（譬如有缺陷的基因、環境風險因子）；病理指的是導致病發的腦部特定變化（例如腦部萎縮、多巴胺分泌旺盛）。舉例來說，影響腦細胞活動的某個基因變體可能是

思覺失調症病因的一部分，而相應的病理可能是腦部掃描測得的腦部萎縮。

腦部結構性異常

我們用「腦部結構性異常」來指涉從思覺失調症患者身上看到的腦部構造或形態的不尋常變化，不是指從正常人腦部看到的。觀察這些變化最直接的方法，是採用神經病理學的方法檢視死者的腦部。這類研究得以進行，要感謝那些願意在過世後把大腦捐贈給研究機構的慷慨人士。我們可以從這些思覺失調症的神經病理學研究歸納出幾個主要結論。首先，腦部異常的現象對思覺失調症患者來說很平常；其次，研究者並沒有找到在所有或大多數思覺失調症患者腦部裡都會發現的單一異常。這是個奇特的結果，我們從研究思覺失調症患者腦部的其他方法獲得印證。大多數明確定義的腦部疾病，都會在腦部留下特殊的病理學「標誌」，但思覺失調症患者的腦部卻沒有。然而這個複雜性印證了我們對思覺失調症基因學的了解，也就是沒有哪個基因必然或足以使人致病。

在**死後**（post-mortem）進行的神經病理學研究很困難，因為我們必須等到病人過世才能研究腦部。所幸有幾種方法可以對活生生的病患進行腦部結構的研究。這些方法被稱為「造影」技術，它們提供了運作中的大腦影像。這些技術和大家在醫院診間都照過的 X 光很類似。就像照 X 光那樣，這些造影技術造出腦部的圖像，可用來發

現異常狀況。

死後的細胞分析和腦部結構造影技術，譬如電腦輔助斷層掃描、磁振造影、擴散張量造影（DTI），都可看到思覺失調症患者的腦區有大量的結構異常。在思覺失調症腦部最常見的腦部結構為何，醫界有愈來愈多的共識。側腦室的增大很常見，背外側前額葉和內側前額葉（額頭的外層）、扣帶迴皮層和扣帶迴皮質旁側（大腦的中間層）、海馬迴、杏仁核、海馬旁迴、顳葉顳上迴（大腦的側邊）、透明隔（septum pellucidum）和視丘（大腦深層）的容積減少也是。更準確地來說，思覺失調症的正性症狀跟顳葉顳上迴的皮層變薄有關，負性症狀與內側前額葉變薄有關。腦部構造的這些異常可能是這個疾病的主要特徵，或至少也是思覺失調症病患最常見和最嚴重的腦部構造異常。

在 1927 年，一種名為「氣腦造影」（pneumoencephalography）的技術發現，十九個思覺失調症患者當中有十八個出現腦室增大的情況。腦室是腦部的空腔，裡面充滿腦脊液而不是固體物。當腦室周圍的大腦物質流失腦細胞，腦室會擴大。我們把腦細胞流失的現象稱為「萎縮」。因此，腦室較大的病患的腦細胞較少。這個早期的發現在日後的氣腦造影研究裡獲得確認。可惜這些開創性研究大多數被忽略，因為思覺失調症的心理學理論在當時大行其道。

精神醫學界在 1976 年重新發現思覺失調症的大腦萎縮，當時英國醫學研究委員會臨床研究中心（British

Medical Research Council Clinical Research Centre）的伊娃·詹恩史東博士（Eva Johnstone）和提摩西·庫羅博士（Timothy Crow）及其同事的研究報告指出，思覺失調症患者接受電腦斷層掃描造影技術研究，呈現出腦室的容積較大。電腦斷層掃描以許多小「切片」的方式對運作中的腦部造影，因此比起從前，研究者更能精確地觀察腦內分區。在 1980 年代，磁振造影也應用到對思覺失調症的研究。磁振造影掃描提供了腦部的三維影像，我們能夠看到比斷層掃描更多的腦部構造細節。採用斷層掃描和磁振造影對思覺失調症的很多研究證實，思覺失調症患者的腦室比正常人的來得大。事實上，2010 年一項進行了多年的結構性腦神經造影研究顯示，思覺失調症腦室擴大的情形多年下來有增無減，意味著這個疾病不僅正在發展中，也可能牽涉到腦細胞死亡。除了腦室擴大，許多磁振造影研究指出，思覺失調症腦部的特定區域體積減少。舉例來說，2005 年一項針對思覺失調症的所有磁振造影研究的評論發現，思覺失調症相對於健康的對照組而言，腦部多達五十個分散的區塊發生量變（通常是容積減少）。大多數研究一致指出，思覺失調症出現結構異常的腦區，包括左顳葉顳上迴和左內側顳葉。最近的一項對腦部深層的巨型統合分析也發現，海馬迴、杏仁核、視丘、伏隔核的體積也確實減少，同時也確認思覺失調症患者的側腦室擴大。

要準確指出腦組織流失的所有區位，並判定腦室擴張對於思覺失調症患者的意義，仍需要更多的研究，此外還

有其他的挑戰。儘管整體來說，思覺失調症患者的腦室比正常人來得大，但也有很多思覺失調症患者的腦室大小很正常。只有 20% 至 50% 的思覺失調症患者有腦室擴大的情形，端看接受研究的病患而定。不論如何，當這種情況發生，與思覺失調症有關的腦室擴大會在發病之時甚至發病之前就存在。因此，腦室擴大並非反覆住院、藥物治療或與思覺失調症相關的其他因素的副作用。

腦室擴大的病人和其他病人不同的地方有：他們傾向於有更多的負性症狀，譬如情感平板和社交退縮；也更可能出現思考混亂，如同腦神經心理學測驗測量出來的。從許多方面來說，他們似乎病得更重。這些人通常無法獨自生活，若不需要長期住院，也需要中途之家或療養院的照護。當他們住院，需要相對較長的住院時間，對於大多數的治療計畫也反應不佳。如同上一章提到的，在沒有家族病史的思覺失調症患者身上，腦室擴大的現象更常見。這些研究結果起初主張，腦室擴大可以視為思覺失調症的一個亞型。然而研究者尚不能以這個特徵一致地劃分出一種亞型。此外，腦室擴大並非只限於思覺失調症，其他的精神疾病包括躁鬱症、情感思覺失調症和強迫症也有這個現象。

情感思覺失調症腦部構造的全貌沒有獲得研究者的注意，尚未獨立於思覺失調症之外；有情感思覺失調症的人通常與思覺失調症患者合併在一起接受研究，反映出這兩者在臨床特徵和病因學連續體上的相似性。然而，檢視情感思覺失調症患者腦部狀態的少數研究，大多提出了證據

支持這兩種疾病有相同的腦部形態。舉例來說，情感思覺失調症的大多數研究也觀察到腦室擴大的現象（思覺失調症的特徵）。情感思覺失調症的額葉皮質和顳葉皮質、紋狀體、梭狀回、楔狀葉（cuneus）以及語言和邊緣系統也在體積上有明顯不足。

思覺失調型人格障礙症被視為沒那麼嚴重的思覺失調症。研究也支持這一點，思覺失調症出現很多（但不是全部）結構性異常，在思覺失調型人格障礙症的腦部也很明顯。舉例來說，思覺失調型人格障礙症患者在內側顳葉、顳葉顳上迴和海馬旁迴、側腦室、視丘和透明隔均顯示腦部異常，和思覺失調症腦部形態很類似。請注意，2013年針對這兩種疾病的磁振造影研究的統合分析發現，與思覺失調症的前額葉皮質縮小相比，思覺失調型人格障礙症的同一腦區則變大。前額葉皮質擴大是否為某種形式的保護機轉或補償機轉，仍無法確定。

把結構性大腦造影和死後的組織分析用在孤僻型人格障礙症或妄想型人格障礙症的情況很罕見，不過一項針對孤僻型人格障礙症所進行的磁振造影發現，患者的上放射冠（superior part of corona radiate）體積增加。精神病風險狀態（我們對保羅‧米爾〔Paul Meehl〕提出的「**思覺失調體質**」〔schizotaxia〕概念的另一種說法）倒是獲得一些注意，在思覺失調症患者的非精神病親屬的腦部也發現結構性異常，這一點也漸漸獲得廣泛的認同。和沒得病的人相比，這個親屬群的杏仁核－海馬迴區、視丘和小腦的體積減少，蒼白球（pallidum）的體積則大減。思覺失

調症患者的思覺失調體質親屬的其他內側邊緣和旁邊緣（paralimbic）結構，包括前扣帶迴皮質和旁扣帶迴皮質、腦島和旁海馬迴，量體也更少。

結構性的磁振造影可以測量腦區的體積，擴散張量影像技術（DTI）測量的是不同面向的腦構造。擴散張量影像技術幫助科學家看到腦區之間連結的健全或受損程度。擴散張量影像技術是相當新穎的科技，可以測量大腦「白質」或神經纖維（相對於「灰質」或細胞）的健全程度。在正常大腦裡，腦區之間的連結井然有序，以便有效的串音（cross-talk）。然而在思覺失調症腦部，這些神經纖維在整個腦部廣泛受到干擾。對思覺失調症進行擴散張量影像技術的一份詳盡評論指出，與沒有罹病的控制組相比，患者腦部裡絕大多數神經纖維的「非等張性」（anisotropy）下降。研究者認為非等張性下降表示在某一神經纖維束裡的神經纖維沒有排列整齊，這可能造成軸突延伸或投射的偏差，導致腦區之間神經衝動的傳遞沒有效率。雖然思覺失調症患者整個腦部都出現非等張性下降的現象，但是在過去，關於腦部哪些特定的神經纖維束缺損得最明顯，種種研究間很少有共識。針對五十三項研究的相對新近的統合分析發現，長投射纖維、胼胝體纖維和連合纖維（commissural fiber）（讓大腦的不同側進行溝通）、部分運動下行纖維和額葉－顳葉－邊緣的通路受損。磁振造影和擴散張量影像技術合力描繪出思覺失調症腦部圖像，其中數個腦區縮小，而且腦區之間的連線混亂。思覺失調症患者腦部的這些變化，預料會對大腦運作

造成一些負面衝擊，我們接下來逐一探討。

大腦功能異常

　　大腦**構造**的研究檢視大腦形狀、組態和連結，而大腦**功能**的研究審視大腦是否正確地運作，不看它的整體結構。一個簡單的類比有助於釐清大腦構造與功能的差別。想想一輛汽車的引擎發不動：如果是缺少某個零件，譬如電池，我們會說引擎構造不正常。相較之下，如果電池老化而且火星塞污髒，我們會說引擎的構造正常，只是功能上有兩個缺陷。

　　神經科學的一大貢獻，也許是能夠研究活生生的人的大腦功能。要研究運作中的大腦，又要不傷害受試者，無疑是個艱巨挑戰。所幸，醫療科技的突破讓這類研究變得可能。事實上好幾種觀察大腦功能運作的方式被發明出來，每一種都指出思覺失調症的大腦功能異常。

　　在區域性腦血流流量（RCBF）的研究裡，科學家測量流入腦部特定區域的血量。大腦要運作良好，需要血液持續的供應，血流量少表示大腦功能有潛在問題。思覺失調症的腦部血流總量是偏低的，其區域性血流量的結果指出，流向額葉皮質的血量特別少。額葉皮質是大腦前方很大的區域，控制人類思考和情緒的很多面向。就很多方面來說，額葉皮質是大腦的總司令，協調和整合其他腦部中樞的活動。

　　正電子放射斷層攝影（positron emission tomography）」，簡稱「正子造影」（PET），利用放射性物質來測量腦部特定部位細胞的葡萄糖代謝情形。腦細胞需要葡萄糖才能執行功能，葡萄糖使用量降低代表腦功能下降。正子造影研究顯示，思覺失調症患者額葉皮質的代謝活動相對減少，確證了區域性腦血流流量的研究發現。這意味著，思覺失調症患者的大腦回應周遭世界時不如健康的人迅速有效。與這個主題相關的 155 份研究的統合分析發現，大約半數的思覺失調症患者有「額葉功能低下」（hypofrontality）的現象。

　　有些研究者認為，思覺失調症患者的大腦左側尤其功能不彰。這個看法最初是從觀察某一型的癲癇（顳葉癲癇）得來的，這種癲癇發作時，不正常腦波起於大腦側邊的顳葉。「葉」一字的意思是「腦區」。有顳葉癲癇的人表現出來的症狀，有時候跟思覺失調症的症狀難以區分。顳葉似乎涉及思覺失調症某些症狀的生成，譬如妄想、幻覺或思考混亂。此外，主要發生在大腦左側的顳葉癲癇表現了更多的思覺失調症特徵，譬如思考混亂，而大腦右側的顳葉癲癇更常表現出情感性疾患的症狀。這帶出了一個耐人尋思的概念：也許思覺失調症是大腦左側受損。

　　支持這個概念的研究報告發現，有相當高比例的思覺失調症患者是左撇子。這項發現相當有意思。大多數人是右撇子，因為大腦左側比右側發達。由於左腦控制右手（而右腦控制左手），左撇子也許代表大腦左側的功能不佳，因此右腦變得比較發達。這概念備受關注，因為大腦左側主司語言和思考，而在思覺失調症患者身上，這些

功能是受損的。在思覺失調症患者身上，視覺或空間能力（右腦的功能）受損沒那麼常見，或受損沒那麼嚴重。

　　整體而言，區域性腦血流流量和正子造影多少支持了思覺失調症患者的左腦功能不彰這個看法，所以他們無法在情況需要時把心理歷程切換至右腦。舉例來說，一項研究發現，根據流入左腦和右腦的相對血流量，可以區分出有思覺失調症的人和沒有精神問題的人。進行口語作業（由左腦控制）時，患者腦部的血流量並沒有左右不對稱，但是健康的受試者顯示出左腦的血流量增加。進行空間作業（由右腦控制）時，患者的左腦血流量增加得比右腦多，而健康受試者則右腦血流量增加。

　　腦部造影的另一個方式是，檢視腦部的電子活動。72 因為腦細胞透過電子－化學衝動溝通，藉由各種方法測量電子活動模式，就能幫助我們了解大腦功能運作。腦電圖（EEG）用在研究思覺失調症已經有很長的歷史。腦電圖透過一系列波動訊號線來記錄腦部的電子活動，因此報章媒體通常把腦電圖報導為研究「腦波」。思覺失調症患者當中有 20% 至 40% 的腦電圖異常。這些異常與患者的臨床症狀、生病持續時間或病症的嚴重性無關。腦電圖異常經常在大腦左側和右側觀察到。這些變異的腦電圖圖樣不只在思覺失調症腦部出現，我們也在其他精神病患和腦神經病患腦部看到。不論如何，在思覺失調症患者腦部看到的異常形態，跟在癲癇病人腦部看到的癲癇波不一樣。

　　新近的功能性神經造影研究，使用了「功能性磁振造影」（fMRI）。功能性磁振造影把前面談到腦部結構性

異常時提過的磁振造影、區域性腦血流流量（RCBF）結合起來，在受試者執行特定作業期間，從空間上在腦部各區塊之間定位異常的腦部能量使用。作業的設計通常要廣泛地動用腦部的一個或數個區域。這個技術近期甚至用在偵測靜歇狀態，以辨識思覺失調症的所謂「預設網路」（default network）的異常，也就是一個人沒把注意放在外在環境或與之互動時，會變得很活躍的一大群腦部構造。這意味著，思覺失調症的功能性神經生物問題不僅在腦袋很費力的時候出現，也會在它休息時出現。與其他的造影方法一致，最常觀察到的思覺失調症功能性磁振造影異常，包括了在執行吃力的認知作業時額葉活動減少（「額葉功能低下」）。最新出爐的一些研究資料指出，思覺失調症患者額葉的整體活動並未降低，只是更分散而已，意味著處理過程較沒效率，以及思覺失調症患者的腦部必須要更用力工作，才能達到正常大腦的表現水準。

思覺失調症腦部功能性研究合力發現了異常腦活化模式，這些異常模式侷限於出現結構性異常的腦區。思覺失調症光譜上的疾病可能也是同樣情況，但在思覺失調症患者身上，有些結構上與功能上的反常區塊並不重疊。由於方法學上的考量，要把思覺失調症功能性腦部異常的研究報告整合在一起有點困難。最重要的是，在造影過程中受試者要執行的任務會影響腦活化模式。因此，從參與各種不同研究、執行形形色色作業（譬如工作記憶作業〔working memory task〕、聽覺警覺作業和口語理解測驗）的思覺失調症患者取得的功能性腦部造影，並不容易

整合。此外，探討情感思覺失調症或孤僻型人格障礙症或妄想型人格障礙症是否有類似思覺失調症常見的功能缺損（譬如動作作業表現、口語流暢性、聽覺注意力、工作記憶）的大型可靠研究也尚未出現。儘管功能性大腦造影是個強大的工具，但它尚未影響我們對思覺失調症光譜上的大多數病症的理解。不過它很快會有所貢獻，這是無庸置疑的。

思覺失調型人格障礙症是個例外，為數不多的重要研究指出了這一點。關於思覺失調型人格障礙症的功能性異常研究報告之所以重要，是因為造影圖像進一步確證了人格障礙症在思覺失調症光譜裡的位置。舉例來說，有些研究成果發現，思覺失調型人格障礙症的額葉活化異常與思覺失調症的情況類似，但思覺失調型人格障礙症患者會動用替代的腦區，來完成需要額葉活化才能進行的任務。

思覺失調症的遺傳異質性和大腦功能障礙

思覺失調症缺乏必然或充分的環境致病因子或遺傳致病因子，這一點佐證了這個疾病的肇因在於遺傳異質性（genetic heterogeneity）。這個結論主張，思覺失調症可能有很多種遺傳形態，也有一些與遺傳無關的形態。有個理論把思覺失調症分成有家族病史（家族性）和沒有家族病史（偶發性）。此外，有些研究發現，在辨識遺傳性的特定缺損時，這種區分有效又實用。舉例來說，注意力的測量，尤其是持續性表現測驗（continuous performance test, CPT）測量的持續專注或警覺，家族性思覺失調症患者注意力受損的情況，比偶發性患者更常見。再者，相當有意思的是，注意力表現差的情形，在思覺失調症患者親人身上也經常觀察得到。不過，在家族性和偶發性的個案之間，注意力不見得有差別，而且在數字廣度測驗（digit span task）這個不一樣的注意力測驗上，家族性思覺失調症患者的表現勝過偶發性患者。

透過電生理檢查（electrophysiologic study）對思覺失調症患者的大腦進行檢測的證據顯示，家族性和偶發性個案之間注意力的差別可能具有神經生物的基礎。舉例來說，家族性個案在回應有影像的聲音時，更可能釋放不正常腦波。思覺失調症患者的一些親人也表現出同樣的誘發電位異常。因此，思覺失調症患者家屬在持續注意力測驗和誘發電位記錄上均顯示異常，注意力不足也更常發生在家族性思覺失調症患者身上，甚於非家族性的個案。不過在偶發性患者身上偵測到不規則腦電圖的情況，反而比家族性患者來得更頻繁。

有大量證據支持，偶發性個案和家族性個案相比，表現出更多的腦部結構性異常。這個差別證實了先前指出共患型和非共患型同卵雙胞胎之間腦室容積沒有差別，但是無家族史的病患腦室顯著擴大的研究結果。隨後研究發現，無家族史的個案的腦室－腦比率，比有家族史的個案大上 21%。因此，整體的研究成果指出，至少有一些非家族性思覺失調症個案的腦室容積增加。

非家族性思覺失調症個案的腦部異常程度加重的證

據，意味著環境因素在這些人的病因裡佔有重要地位。這個假說進一步從雙胞胎研究獲得支持，在這類的研究裡，一方得病另一方沒得病的同卵雙胞胎當中，比起沒得病的一方，得病的一方在神經診斷上出現更多的異常。具體來說，得病的一方有更多的神經心理功能障礙、腦室擴大、腦部磁振造影出現更多異常，以及更大幅度的「額葉功能低下」。由於同卵雙胞胎的基因一模一樣，在雙生子之間的這類差別肯定是環境因素造成的。

泰朗・卡農博士（Tyrone Cannon）最先提議，產科併發症（OCs）可能與思覺失調症的遺傳體質合力催生了這些腦部結構性異常。在一群高風險樣本裡，當思覺失調症的遺傳體質增高，皮質和腦室腦脊髓液相對於整個腦部的比率明顯增加。此外，罹病的遺傳風險增加，產科併發症對腦室容積的影響也增高；產科併發症對於雙親皆正常的受試者沒什麼影響，對於父母親一方罹病的人的影響增加，對於雙親皆罹病的個體則衝擊最大。

思覺失調症的異質性也使得這疾病的病因和病理更費解。然而如果有更密集的研究投入這個主題，很可能克服這個障礙。目前，很多研究試圖根據臨床特徵、神經生理測量、甚至根據基因子群（genetic subgroup），從思覺失調症患者中區分出同質的次群體。這些做法最終可能幫助我們理解思覺失調症的病程和結果，以及社會心理因素在這些歷程裡扮演什麼角色。這些研究帶來的診斷體系的改變，也會提升臨床醫師為不同的病患次群體挑選最有效治療方案的能力。在這些目標實現之前，對於思覺失調症光

譜疾病最有效的治療，依舊是得自對於個別病患的廣博知識、臨床技巧和醫療熱忱。

腦部功能的神經心理測量

　　前面討論過的腦部功能生理測量提供了明確證據，證實思覺失調症的腦部運作不盡然正常。然而，那些方法檢驗的是腦部的生理面向，對於思覺失調症腦部異常如何影響行為則透露得不多。研究腦部異常如何影響行為的心理學次專科稱為「神經心理學」。對思覺失調症進行神經心理學研究時，神經心理學家要求病患執行很多作業。這些作業是為了測量腦部運作的特定面向。譬如說，要測試口語記憶，神經心理學家會讀一則故事然後問受試病人問題，看看他們有沒有記住重點。若要測試視覺記憶，則會給病人看一些圖案，看看他們是否能回想起來。

　　我們大多數人對智力這概念都不陌生。在神經心理學家看來，智力概括了一個人的腦部功能的整體水平。用平常的話來說，智力告訴我們，當一個人依指示執行心智作業時，他／她有多聰明。在標準智力測驗上，有思覺失調症的人表現得比健康受試者要差。有思覺失調症的人的智商（IQs）**平均**比正常人低五至十分。我們強調「平均」，因為很多有思覺失調症的人智商很正常甚或智商很高（想想電影《美麗境界》裡的納許），而且有些健康的人的智商比思覺失調症患者還低。不論如何，思覺失調症患者的平均智商較低意味著，前面討論過的腦部結構與功能的異

常導致他們執行心智作業的能力降低。神經心理學研究的目標，就是要把思覺失調症患者受損的能力與沒受損的區分開來。

注意力對一般人來說是有多重意義的常見字眼。神經心理學家把日常概念裡的注意力拆解成幾個類別：

立即性注意力：指短時間專注於某項作業的能力。

持續性注意力：評量長時間關注某個作業的能力。

選擇性注意力：專注於一件事（譬如交談），忽略另一件事（譬如背景音樂）的能力。

有思覺失調症的人在注意力的這幾個領域都出現問 76 題。一般來說，作業難度愈高，他們集中注意力的能力愈差。

動作能力指的是在完成一項作業時思考與肌肉的協調能力。動作功能的其中一個面向是速度。一項作業可以多快完成？在大多數的研究裡，有思覺失調症的人都比正常人遲緩。神經心理學家很難判斷這種遲緩是因為注意力的問題，還是其他能力出問題。不管反應速度慢的原因為何，跟健康的人相比思覺失調症患者很難一樣有效率地工作。因此，這是他們很難保有穩定工作的其中一個原因。

抽象思考和**概念形成**的缺損，長久以來可以從思覺失調症患者身上觀察到。這兩者是進行有效的高層次思考不可或缺的要素。**抽象思考**是從生活中具體可觀察到的各種面向得出一些通則的能力。最直接的例子是**概念形成**，也就是將事物歸類。這種能力可以簡單到知道老鼠、貓和狗

都是動物；但概念形成也可能很複雜，譬如習得道德行為的界限。更重要的是，這些功能都跟日常生活所需的計畫與組織技能息息相關。很多有思覺失調症的人在這些作業上表現得很差，這並不令人訝異，臨床觀察顯示，這些技能當中有很多是他們缺乏的。最值得注意的是，他們在這些作業上表現不佳，與腦部血流量研究測得的額葉皮質活動下降有關。因此，神經心理學研究與上述的腦部造影研究的結論相符。

關於思覺失調症的臨床描述注意到，思考混亂是很常見的症狀。因此這些患者在**口語能力**和**語言**方面的神經心理評量也出問題，則是意料中的。但這些問題與腦神經病患所呈現的說話和語言問題不同。舉例來說，有思覺失調症的人的語言問題通常程度輕微，簡單語言功能像是說出物體名稱和了解談話內容等並不受影響；在腦神經有狀況的人身上，這些簡單功能通常受干擾。反過來說，思覺失調症患者通常在複雜的語言作業上出問題。

我們從日常經驗知道，**學習與記憶**是很重要的心智活動，也是進行得很頻繁的活動。研究一致發現，思覺失調症患者在學習與記憶上出現困難。他們在接收口語訊息（字詞、句子或故事）以及視覺訊息（圖片）都出現學習與記憶問題。受試患者被要求在短時間或長時間內記住一些物件，他們在口語和視覺訊息這兩個領域都出現記憶力缺損現象。

思覺失調症患者在簡單的**視覺－空間**作業上傾向於表現得相當好。這些作業要求受試者根據物件的空間關係看

出問題並找到解決辦法。舉例來說，把一組積木組合起來以搭配某個設計，就是視覺－空間作業。在思覺失調症患者身上，相較於其他神經心理技能，視覺－空間操作看來沒那麼受損。這個發現和大腦功能不對稱性的議題有關。這是個複雜議題，牽涉到正常人腦如何組織起來的知識。以下是一個簡單扼要但基本上很正確的描述：大腦由兩個半邊構成，左腦和右腦，兩者外觀很相似。就像把一顆柳丁對半剖開，這兩個半邊看起來很相似，我們會說柳丁具有對稱性。人腦在生理上也是對稱的，雖然有些例外。但是它在功能上是不對稱的。所謂的功能不對稱，指的是左腦和右腦掌管不同的心智作業。最值得注意的是，左腦負責處理語言。它以一種邏輯的、序列的方式思考；相反地，右腦處理非語言資料。我們使用右腦來進行視覺－空間和其他作業，這些作業要求我們「不使用語言」思考。舉例來說，如果我們要求你複製一個設計圖樣，你在複製時並不需要告訴自己那個設計圖樣的具體特色。當某個心智功能是由某半側的大腦執行，我們說這是功能「側化」或表現「腦側化」。

神經傳導物質功能失能

截至目前為止，我們討論過的研究指出，思覺失調症患者的大腦運作失能。不過這些研究並沒有告訴我們運作失能的原因。舉例來說，我們不認為血流量減少、葡萄糖的異常用量或神經心理現象會造成思覺失調症。相反地，

我們頂多是把這些現象看成大腦功能受到致病歷程波及的標識。最理想的是，我們能知道什麼原因造成這些腦部異常，從而才能找到思覺失調症的最終病灶。

很多科學家主張，從大腦的神經傳導物質系統可以找到思覺失調症的潛藏肇因。要把這觀點說明清楚，我們必須簡要地概述一下這些系統是如何運作的。

大腦是由成千上萬的腦細胞構成，這些腦細胞被稱為神經元。這些神經元收集來自五官的信息，然後把信息傳遞給腦中其他的神經元以進行心智歷程的運作。這些神經元反過來也會把信息傳遞至一個或多個腦區，以進行額外的心智歷程運作。神經元傳遞信息的方式，是釋放化學訊息給另一個神經元。

神經元之間由名稱叫做「突觸」（synapses）的小裂隙隔開。要把訊息傳送給下一個神經元，第一個神經元必須釋放所謂的神經傳導物質的化學物質。神經傳導物質沿著突觸移動，最後登上連接在第二個神經元的小平台，這些小平台被稱為「受體」。當神經傳導物質登上的平台夠多，第二個神經元就會產生與被傳遞的訊息相對應的電氣訊號。當電氣訊號的量超過某個閾值，第二個神經元就會送出一股電氣衝動。大腦神經元就是透過這種方式彼此交談並掌管心智與身體的所有功能（見圖 8.1）。

突觸的化學溝通是個出色的系統，通常運作得非常有效率。然而疾病會透過幾種方式干擾這個歷程。舉例來說，第一個神經元產生的化學物質可能不夠多，也可能太多，或者產生錯誤的化學物質。第二個神經元也可能出問

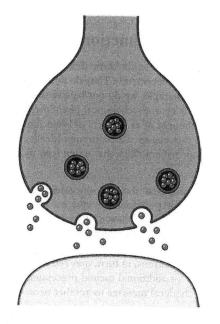

圖 8.1　神經元和突觸
圖示根據創用 CC 姓名標示授權條款 3.0 尚未本地化版（Creative Commons Attribution 3.0 Unported license，簡稱 CC BY 3.0）
轉載 https://creativecommons.org/licenses/by/3.0/from Smart Servier Medical Art, https://smart.servier.com/

題，可能受體不夠多，也可能受體太多。再說，如果受體的形狀不對，第一個神經元釋放的化學物質也就無法登陸。因此，思覺失調症神經傳導物質理論有個共同主題是，神經傳導物質濃度不平衡或突觸的異常活動，導致這個疾病。

　　儘管很多功能性造影方式從能量消耗的數值來測量「腦活化」，思覺失調症患者腦部的功能性異常，並非單純

79 地反映血流或氧合或葡萄糖利用的模式不同（雖然這些是指標）。這些差別反而被認為是神經傳導產生變異的可觀察結果。因此，功能性腦部造影變異多少指出了潛在的神經化學和神經生理的病理。

　　數十年來，中樞多巴胺系統被認為是思覺失調症症狀的主要神經基質，而且具有充分的理由；大量證據支持思覺失調症是多巴胺出問題的論點。思覺失調症病理的「多巴胺假說」主要是來自觀察所得，其指出典型的抗精神病藥會阻斷多巴胺 D2 受體，而間接的多巴胺刺激物像是安非他命會產生與思覺失調症雷同的精神症狀。最原始也是最基本的多巴胺假說認為，思覺失調症起於多巴胺過度活躍，亦即多巴胺分泌太多。後來的修正聚焦於中樞系統多巴胺性神經元過度活躍與前額葉皮質的多巴胺過度活躍（導致額葉功能低下）之間的關係。儘管單單用多巴胺假說來解釋思覺失調症的病源可能太過簡化，但有很多證據支持思覺失調症患者的皮質多巴胺過度活躍和皮質下多巴胺過度活躍。

　　神經造影技術提供了最好、最通用的非侵入性方法來檢測神經傳導活動。正子攝影（positron emission tomography）和單光子放射斷層造影（single-photon emission computerized tomography）無法讓真實的神經傳導顯像，但可以透過選擇性地測量特定的神經傳導物質通道上的受體活動，間接測量到真實的神經傳導。這類方法的應用顯示，思覺失調症患者的多巴胺轉運體佔據率並沒有改變，甚至在疾病初期或者精神症狀首度發作的病人身

上也是如此。不過，檢測明確發現，和健康受試者相比，思覺失調症患者的多巴胺 D2 受體在更大程度上被佔據，而且至少有一個次群體的病人顯現更多的 D2 受體數目。在思覺失調症患者腦中的血清素 2A 受體並沒有明顯改變，針對二十三項造影研究的最新統合分析也發現，沒有可靠證據支持 γ-氨基丁酸（gamma-amino butyric acid A, GABA）受體涉入。

思覺失調症臨床症狀的多樣性、龐大證據支持複雜的遺傳病因、非典型抗精神病藥諸如 clozapine 的多重神經化學活動、許多神經化學和腦部結構異常的論證，在在支持了多重生物化學的缺陷導致思覺失調症這個觀點。因此，除了多巴胺失調，麩胺酸（glutamate）神經傳導漸漸成為思覺失調症病理的重要現行假說。這假說之所以受到關注，是因為麩胺酸是中樞神經系統裡無所不在的一種刺激性神經傳導物質，它會跟其他很多傳導物質系統互動，包括多巴胺（因此，多巴胺失調可推定是來自麩胺酸失調）。在伏隔核（nucleus accumbens）內的 N-甲基-D-天門冬胺酸（N-methyl-d-aspartate, NMDA）受體和 α-氨基-3-羥基-5-甲基異惡唑-4-丙酸（α-amino-3-hydroxy-5-methyl-4-isoxasolepropionate）麩胺酸受體調控在伏隔核和額葉內的多巴胺神經元，但是麩胺酸在這兩處的效用不同。當多巴胺再回收受到抑制而且伏隔核內的麩胺酸促進多巴胺釋放，額葉皮質多巴胺神經元的突觸前麩胺酸受體會促進多巴胺功能。這意味著，妨礙麩胺酸傳導的仲介物質會促進皮質多巴胺過度活躍，這與思覺失調症

的多巴胺假說是一致的。

麩胺酸對於思覺失調症作用的進一步證據，來自麩胺酸是皮質層次的處理歷程與認知功能的關鍵性神經基質。再者，對思覺失調症的麩胺酸功能進行調節，可降低負性症狀並改善認知功能。事實上，麩胺酸受體拮抗劑譬如苯環利定（phencyclidine，俗稱天使塵），會使得沒有思覺失調症的人出現類似思覺失調症的精神症狀，也會使得有思覺失調症的人的症狀惡化。苯環利定會黏附在 NMDA 受體，阻斷鈣和其他陽離子透過離子通道流入，因此阻礙受體執行功能。NMDA 受體拮抗劑的效用不限於正性症狀。舉例來說，苯環利定和氯胺酮（ketamine，俗稱 K 他命）（另一種麩胺酸受體拮抗劑）會使得正常受試者產生負性症狀，以及口語敘述記憶（verbal declarative memory）和執行功能的認知缺損。此外，思覺失調症患者服用氯胺酮會讓精神症狀和神經心理缺損惡化。

儘管很多研究報告指出思覺失調症患者的多巴胺和麩胺酸失調，科學家依舊對這些失調的本質沒有定論。其中的一大問題關乎這些神經傳導物質是思覺失調症的因還是果。由於有思覺失調症的人通常發病後才為人所知，所以很難確定科學家指出的多巴胺異常是在發病之前出現而且是發病的原因，還是發病、精神症狀或藥物治療所致的效應。針對尚未用藥、第一次發病的病人的研究，確認了這些神經傳導物質的異常在發病之前大體上已經出現，而且隨著時間推移而惡化。要確證這個結論，目前仍須針對首次發病的人進行更多的縱向研究。

關於思覺失調症生化基礎的研究，通常會找有思覺失調症或情感思覺失調症的受試者來進行，因此從這兩個診斷類別得到的結果傳統上沒有分開來談。很遺憾地，情感思覺失調症的神經化學基礎尚未從思覺失調症區分開來單獨探討。這麼一來，在生化層面上我們缺乏能夠區辨情感思覺失調症和思覺失調症的知識。對於思覺失調型人格障礙症的神經傳導物質的研究，在質與量上也都明顯缺乏。

　　思覺失調症研究愈來愈朝分子檢測的方向發展，可望對這疾病的病理和病因帶來啟發。然而，從分子學的角度找出思覺失調症的真正病因肯定是緩慢的過程，對於思覺失調症光譜疾病的分子生物學基礎的研究，照例也會落後。從囊括基因體、愈來愈顯微的層次來分析這些疾患的研究將不可或缺。未來幾年的挑戰是進一步釐清造成這病症的特定病理蛋白，從而闡明它們共同的病因成分。這些資料將有助於我們了解，環境和生物因素如何聯手左右個體在思覺失調症光譜上的位置，也會促進有效的標靶性的治療，把這疾病光譜上的每一種狀況當成各自的整體，用特定的處置策略加以對治。

【第九章】
思覺失調症是神經發展障礙嗎？

本章重點

➲ 神經退化性疾病，是發生在致病肇因攻擊正常成熟大腦，使之退化。

➲ 神經發展障礙則是由於致病肇因阻礙大腦的正常發育。

➲ 思覺失調症是神經發展障礙，不是神經退化性疾病。

➲ 思覺失調症一般會在十八、九歲和二十歲出頭時發病，相對比較晚發病的思覺失調症依然有神經發展的異常，在發病前可能有蛛絲馬跡可循，只不過在臨床上沒引起注意。

➲ 在成年早期出現的壓力或環境因素，可能會導致神經發展有問題的高風險個體發病。

　　前面討論過的研究認為，思覺失調症的出現是因為異常基因和環境風險因子合力造成腦部失能。在過去二十年，許多研究者，特別是丹尼爾・溫伯格（Daniel Weinberger）、賴瑞・塞德曼（Larry Seidman）和派崔夏・高德曼－拉奇克（Patricia Goldman-Rakic）博士，做

出了思覺失調症屬於腦部的神經發展障礙之結論。這意味著思覺失調症的出現，是生命早期腦部的建構方式所造成。

要了解這個概念，不妨考量一下不是神經發展障礙的，而是大腦發展完全成熟之後，才運作失靈的腦部疾病，我們稱這種疾病是神經退化性疾病。因為病症的肇因攻擊的是正常大腦，並且使其退化。高齡的衰退，也就是醫界所謂的失智症（dementia），就是常見的例子。人上了年紀之後，大腦會因為多次中風或罹患阿茲海默症而功能退化。幾年之後，原本功能正常的人再也無法進行簡單任務；也有其他例子則是腦部受傷或是吸入有毒物質（譬如毒品或含鉛油漆）所致的退化。不論是哪一種狀況，都是一些外力對腦部起作用而導致異常。

相較於上述神經退化性疾病，就神經發展障礙來說，大腦並沒有適當地發展（亦即發育）。換句話說，大腦自始就從未正常。我們知道基因含有建造大腦的「藍圖」。對於思覺失調症來說，這藍圖出了差錯，所以大腦「建造」得不正確。高德曼－拉奇克博士認為，思覺失調症患者的某些腦細胞在發展過程中的「遷移」出錯。也就是說，腦細胞必須在正確的地點就定位，並且以特定的模式相互連結，大腦才能正常發展。在思覺失調症的腦中，也許有些細胞走錯位置，有些沒有進行必要的連結，有些連結了不該連結的對象。這就好比建築藍圖指示水電工把廚房的電燈開關裝到客廳。

前面討論過，思覺失調症基因和早期環境風險因子譬

如妊娠併發症,可能導致大腦發育不正常。倘若如此,這病症為何潛伏多年?思覺失調症的平均發病年紀,男性介於十八歲至二十五歲之間,女性介於二十六歲到四十五歲之間。假使大腦藍圖有誤,不是應該看到更多在童年發病的案例嗎?

　　研究者目前正針對這些問題尋求詳盡的解答。值此之際,我們可以提供部分答案。首先,還記得在前面幾章我們談過:生母有思覺失調症的孩子在檢測腦部功能的神經心理測驗的得分偏離常態。芭芭拉‧費雪(Barbara Fish)和喬瑟夫‧馬庫斯(Joseph Marcus)博士指出,這些孩子當中,最後罹患思覺失調症的都測出了神經系統異常。事實上,近來一項針對類似研究的統合分析得出的結論是,三個「軟性」神經系統徵兆(走路、無支撐站立、無支撐坐起)出現遲緩,是日後發展出思覺失調症的三個早期指標。這些研究顯示,思覺失調症患者的大腦遠在發病之前的童年便出現異常。

　　(後來持續發展成思覺失調症的)童年腦部異常,很可能會損害兒童在校的功能,讓他們很困難交到朋友。伊蓮‧沃克(Elaine Walker)博士收集思覺失調症患者在童年時期首度發病之前的家庭錄影,這些錄影也紀錄了一些後來沒發病的孩子。沃克博士請心理所研究生和有經驗的醫生觀看這些影片,判斷影片中哪些兒童最後罹患了思覺失調症。雖然有判斷錯誤的情況,但這些評判者正確指出了很多個。這項研究表明,儘管這些兒童多年後才發展出思覺失調症,但是他們的社交行為並不尋常,足以讓研究

評判員一眼就看出來。

　　這些研究指出，日後發展出思覺失調症的那些兒童表現出反常行為，意味著他們的腦部在早期就已經不正常。但是為什麼發病的時間通常在青少年晚期或成年？一個答案是，大腦的發展需要時間。儘管在出生時大腦大部分已經發育齊全，但是整個童年和青少年時期大腦仍持續發展。此外大腦最後一個發育完整的部位是額葉皮質。大腦這個部位牽涉到人類最複雜的思考與行為模式，也是腦部造影研究顯示思覺失調症患者腦部出現異常的部位。在發展的初期，大腦產生的腦細胞比成年後的所需多很多。童年「生長過度」的大腦，在成長過程裡會透過所謂的「修剪」（pruning）歷程刪除不需要的細胞。隨著這些細胞被刪除，以及在青少年晚期和成年承受的壓力愈來愈大，85　腦部的錯誤結構就會讓思覺失調症症狀顯現出來（見圖9.1）。

　　因此，思覺失調症的發作，可能必須等到大腦某些部位的發展出錯，或者等到出錯的發展「顯露」出來。當大腦這些區域無法執行必要的功能，無法因應從青少年到成年的過渡期壓力或在成年期所遇到的挑戰時，思覺失調症就會出現。然而，也有很多病患是在二十八、九歲和三十歲出頭發病，此時大腦已經發展完全很久了。這些相對比較晚發病的案例意味著，在思覺失調症的症狀出現之前，也需要環境因素對異常發展的大腦施加壓力，成為壓垮駱駝的最後一根稻草。

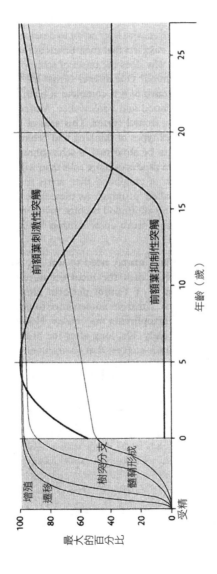

圖 9.1　成長過程中的大腦發育

Reproduced with permission from Insel TR, 'Rethinking schizophrenia', *Nature*,
Volume 468, Issue 7321, pp. 187-93, Copyright © 2010 Springer Nature.

【第十章】
思覺失調症要如何治療？[1]

本章重點

➲ 雖然思覺失調症無法「根治」，但是對於很多病患來說，抗精神病藥可以控制正性症狀。

➲ 抗精神病藥會帶來嚴重的副作用，包括不自主動作、坐立不安、肥胖和代謝症候群。

➲ 之前規模最大型詳盡的研究，把各種療法加以比較，發現 clozapine 比其他抗精神病藥要有效一些，不過它有個罕見卻潛在致命的副作用，就是急性的顆粒性白血球缺乏症，所以在使用上有所限制。

➲ 光靠心理治療來治療思覺失調症絕對不夠，但是它可以幫助病人處理與疾病相關的社交和行為問題。

　　前面的幾章描述了我們對思覺失調症的諸多發現與進展。遺憾的是，我們仍然沒有詳盡的藍圖可以說明思覺失調症的腦部究竟出了什麼錯，或者「修理」腦部的方法。

1　審閱者註：思覺失調症乃是慢性疾病，無法根治（cure）但可以控制（control）的模式，跟高血壓、高血脂、糖尿病等慢性疾病類似。愈是規律治療（包括本書中提及之藥物與非藥物），預後愈佳。

縱使我們還不能確切掌握所有潛藏的事實，仍舊有很多收穫。我們在尋求更多線索的同時，也必須利用手邊有的事實來幫助思覺失調症患者及其家屬，減輕他們的痛苦。有句名言這麼說：「至善者，善之敵」，一味地追求完美，反而會忽視夠出色的成果，而目前確實有好的治療選項。因此，當我們朝著充分理解思覺失調症的目標努力，企圖研發出針對每個病患的個別病況的療法，與此同時也必須仰賴支持現有療法的證據，汰「劣」留「良」。劣質的療法指的是效果不佳、會產生反效果，或有很高風險會出現嚴重副作用的療法。優良的療法則是有充分證據顯示有很多病患受益、起碼降低了正性症狀，而且產生嚴重副作用風險相對低的療法。目前並沒有所有病患一體適用的療法，也無法事前判知患者接受某種治療後病情改善的機率有多大。這些都是未來研究的目標，包括研發全新藥物在內。眼下，我們先來回顧目前可得的治療當中，那些有最佳證據佐證，可讓大量病患受惠的療法。

病患會在什麼情況下就醫？

思覺失調症發病是很嚇人的，對於患者和家人來說都是如此。患者會開始出現很多怪異的想法：像是有人——朋友、親人、陌生人、名人——要傷害他們；別人會聽到他們的想法，彷彿那些想法被大聲說出來；有聲音跟他們說話，即便他們獨自一人。此外，他們無法把感覺和想法表達清楚，親友表現出來的疑慮也令他們挫折。他們感覺

到有件事不對勁，但不認為自己生病了需要專業協助。好意的親友會試著跟他們講道理，但是這類的討論往往會演變成爭論或激烈爭執。

　　親人不時與病患的怪異想法、不合理的行為和日漸孤立搏鬥。他們會要求患者就醫，但通常事與願違。對於得了思覺失調症的人來說，怪異的想法顯得很真實，不是腦部疾病作祟。有些病患會自行就醫，但通常基於怪異的理由。舉例來說，我們有個病患來到急診室要求醫生把他腦袋裡的無線電發射機取出來。另一個病患跟牙醫抱怨說，中央情報局把電腦晶片植入他的牙齒內。還有一個病患要把在他肚子裡啃咬腸子的老鼠取出來。在某些案例，家屬說動了病患找家庭醫師談一談會有幫助。

　　就算患者總算看了醫生，聽到醫生建議他們去看精神科門診，很可能非常生氣。的確，在患者的妄想體系裡，親人、朋友和醫生可能會變成迫害者。在這個階段，說服患者就醫檢查以免病情進一步惡化很重要。假使他們拒絕就醫，而且對自己和他人造成危險，那麼就有必要透過法定程序強制就醫。認為病患迫切需要就醫的家屬會覺得法定程序緩不濟急、令人沮喪。法官了解這些問題的急迫性，但是他們的職責是依法行事，在沒有明確的證據顯示患者確實會對自己和他人造成危險之前，必須非常謹慎，以免侵害患者的人身自由。

89 治療始於診斷

當得了思覺失調症的人極度生氣或他們的行為失控，醫生會建議送急診治療。急診會處理立即的問題，讓患者鎮靜下來，幫助醫生收集診斷所需的資料。完成診斷後，醫生會擬出治療計畫。

很多思覺失調症患者（甚至連家屬也是），對於診斷所花的時間很惱火。醫生會要求進行很多醫學檢測：照Ｘ光、驗血和其他身體檢查。這些檢查的目的是要確認，看起來像思覺失調症的那些症狀不是其他的身體疾病造成的。如果醫生沒發現那些症狀是街頭毒品、腦瘤或其他問題造成的，會是悲慘的錯誤，因為治療這些狀況和治療思覺失調症的方法大不相同。憑藉實驗室檢測的結果，醫生可以排除狀似思覺失調症的其他疾病。我們採用這種排除法來進行診斷，因為目前還沒有針對思覺失調症所進行的實驗室檢測。

診斷過程會多花一些時間仔細檢測患者，找出通常與典型思覺失調症有關的任何症狀。在大多數醫院裡，會有一組專業團隊共同診斷：社工會詢問病患的家庭生活，心理師進行人格測驗和智力測驗，醫生和護士仔細了解病歷與家族史。這些專業人員可能也會跟家屬親友晤談，收集額外的資訊。對很多人來說，這個協助病人的專業團隊令人怯步。他們的晤談和測驗看起來沉悶繁瑣；也不清楚他們在治療團隊裡扮演什麼角色。我們建議患者和家屬釐清這些誤解。大多數的專業人員都樂於說明他們的工作內容

以及跟其他組員的關係。與治療團隊的一或多個成員保持聯絡，也可以確保沒有任何疏漏，得到最好的照顧。

我們發現，患者和家屬常常把心理師和精神科醫師搞混。他們納悶：為什麼需要兩個醫生？精神科醫師是診療醫師，在精神疾病的診斷與藥物治療方面受過專門訓練。他們所受的訓練讓他們可以開藥方，控管藥物對病人心智和身體造成的效應。心理師不是醫師，除了一些罕見的例外，他們也不能開藥方。他們所受的訓練是評鑑心理治療 90 及其對思考與情緒的影響。他們受過專業訓練，了解損害心智功能的主要缺陷，並且大多使用心理學技巧和行為技巧來治療思覺失調症。

在整個診斷歷程裡，患者及其家屬要記得一個重點：沒有完成充分的診斷檢查，對於明顯有思覺失調症的病患所做的治療很可能不會成功。完成診斷檢查，治療團隊才能擬出理想的治療計畫。

藥物治療

思覺失調症是腦部疾病，因此主要的藥物治療會涉及影響腦部功能的藥物，這一點想必讀者不會感到意外。在我們說明這些藥物之前，先來確定讀者認識到它們「不是」什麼。精神科的藥不是思覺失調症的解藥。大多數病患吃了藥會改善；但有一些不會。少數人持續過著正常生活：較輕微的症狀可能一直存在，嚴重的思覺失調症陣發也可能再度發作。無論如何，有服藥的病患及其家人的生

活品質通常比沒服藥的好很多。

　　精神科的藥不是「化學束身衣」。我們有時會聽到一般大眾用這類有貶抑的詞來談精神科的藥。這個觀點把用藥描述為心靈控制。這種極端想法譴責精神科醫師剝奪了思覺失調症患者的創造力與個體性，讓他們無力掌控自己的命運。然而這是天大的謬誤。精神科藥物調節腦部功能，幫助病患清楚思考因而更能掌控自己的生活。沒有藥物幫助，病患的人格會瓦解，甚至一團混亂，充塞著恐懼與幻想。有藥物協助，病人才能走上復原之路。

神經緩解劑

　　神經緩解劑（neuroleptic drugs）或者說**抗精神病藥**（antipsychotics）是一大類化學屬性相似的藥。它們所具有的化學成分，能夠降低思覺失調症的某些症狀。當患者的正性症狀譬如妄想或幻想很活躍，醫生通常會開這類的藥。在這個階段，病患與現實嚴重脫節，所以無法正確感知到人們提供的協助。神經緩解劑有助於拆解阻隔於病患與親友及治療師之間的情緒與溝通屏障。自 1950 年代這類藥物問世以來，世界各地的研究均顯示，它們對於治療思覺失調症的症狀很有效。平均來說，三分之二的病患有顯著改善，大約 25% 顯示沒有改善或沒什麼改善。

　　醫師的首選是要開神經緩解劑給病患時，會根據診斷檢查收集到的所有資訊，包括藥物和心理方面的。使用單一類型的藥，幾乎都優於「雞尾酒式的」多種藥物組合。

當然，醫生也會額外開藥處理其他的藥物問題甚或其他的精神問題，譬如情緒問題或焦慮。有時候所需的藥物不只一種。遺憾的是，醫生其實無法確定他的首選藥物是否正確。藥可能沒效，或者病患可能因為嚴重的副作用受苦。

在這種情況下，我們會敦促病患別放棄吃藥，但可以試試另一款藥。大腦的運作很複雜，我們對思覺失調症的理解並不完整。神經緩解劑這類藥物彼此類似，一款沒效，另一款可能有效。這是很多精神科醫師的臨床經驗。因此，如果醫生試了一系列的藥之後，症狀才緩解或者副作用才得以控制，病患和家屬也無須氣餒或起戒心。治療思覺失調症，這種情況很常見，因為我們無從得知哪個特定的神經緩解劑對哪個病患是有效的。

抗精神病藥的副作用

很遺憾地，抗精神病藥伴隨著副作用，其嚴重性從不舒服到令人衰弱都有可能。在非常罕見的情況下，也可能致命。這些問題通常都可以避免或加以控制，只要病患繼續接受精神科醫師關照。

我們把神經緩解劑最常見的副作用稱為「**錐體外徑**」（extrapyramidal）症候群，因為它們來自藥物對大腦的錐體外徑系統起的作用。這個神經系統有助於控制動作。服用神經緩解劑的病患當中有 40% 至 60% 會出現錐體外徑症候群的三個基本型態——**肌張力不全症**（dystonia）、**靜坐不能**（akathisia）、**類巴金森氏症**

（pesudoparkinsonism）。肌張力不全症是一種不自主的肌肉收縮，通常發生在頭部和臉部肌肉。這些肌肉收縮令人不舒服，有時很痛苦。它們會讓病人感覺身體發僵。因為臉部表情和身體姿勢可能扭曲，病人在社交場合會覺得難堪。

靜坐不能是主觀的感覺到坐立不安。可能表現在踱步、不停踏步等動作活動或失眠；程度從輕微到極端煩躁，就像其他副作用，它會讓病人停止服藥。類巴金森氏症的情況簡直和所謂的巴金森氏病這種腦神經疾病無法區分。症狀包括手腳抖動、肢體僵硬以及有時缺乏動作。病人的臉部可能沒什麼表情，像戴面具一樣。

92　　　錐體外徑副作用通常在服用神經緩解劑之後的幾天出現。幸好精神科醫師通常能夠緩和這些問題。一個做法是換另一種神經緩解劑。另一個做法是開給病人專門用來抑制副作用的藥。患者和家屬應該跟醫生討論這些症狀。記住兩點。首先，這些副作用不代表思覺失調症症狀惡化，而是神經緩解劑本身眾所周知的影響。其次，不該因為有副作用產生就質疑精神科醫師的能力。很遺憾地，醫生無法從醫藥知識來預測病人服藥後會不會產生負作用，也無法預測副作用會有多嚴重。

長期服用抗精神病藥，可能會出現腦神經併發症，稱為**遲發性運動不能**（tardive dyskinesia）。跟錐體外徑副作用很像，遲發性運動不能會造成無法控制的肌肉運動，通常發生在臉部。有遲發性運動不能的人會反覆咂嘴、吐舌、表情扭曲，下巴斜一邊。這些症狀不如錐體外徑症狀

那麼容易逆轉，尤其在年紀大的病患身上。停止服用神經緩解劑可能會改善遲發性運動不能，但是在某些案例裡，不再服用神經緩解劑之後，它的症候群並沒有停止。

研究指出，服用抗精神病藥的病患大約有 20% 會出現遲發性運動不能。然而，在開出藥方之前，我們無從得知病人服藥會不會出現這種併發症。因此服用抗精神病藥的治療，必須在精神科醫師或者用藥經驗老到的其他醫生的督導下進行。定期仔細觀察病患，有助於精神科醫師在早期階段最容易加以對治的時候發現遲發性運動不能。

抗精神病藥惡性症候群（neuroleptic malignant syndrome）是抗精神病藥引起的最嚴重副作用，所幸它非常罕見。這個症候群的臨床徵兆是發燒、心跳快速、肌肉僵硬、意識改變、血壓異常、呼吸急促和冒汗。如果精神科醫師懷疑病人出現抗精神病藥惡性症候群，會進行驗血來確認。假使患者特定的血液成分達到異常水平，很可能就是抗精神病藥惡性症候群。因為這種症候群可能致命，所以病患必須停止服藥。撤藥後症候群就會逆轉。

低劑量抗精神病藥治療

在發現抗精神病藥的副作用很常見，而且有些副作用很嚴重之後，臨床科學家致力於發展低劑量策略。他們的目標是給病人具療效的最低量抗精神病藥。這個新治療哲學的基礎是，病人終其一生只應該服用醫療上必要的最低劑量的藥物。

93

科學家很快發現到：造成抗精神病藥長期高劑量的使用，時常發生在重症病人在最嚴重的病症改善之後，其所服用的劑量沒有隨之減少所致。當思覺失調症患者的精神症狀非常活躍又激動時，醫生通常會開相當高劑量的抗精神病藥。然而，臨床科學家指出，在最初的精神症狀和激動消退後，病人不見得需要高劑量藥物。因為這些藥有嚴重副作用，在無法證實較低劑量沒效果的情況下，我們不能認為延長服用高劑量的藥是合理的。

患者和家屬必須了解，在治療之前，醫生並不知道哪個劑量是最適當的。因為生理的差異，不同的人需要不同的劑量，才能達到同樣的臨床效果。因此，醫生在用藥劑量上三番兩次地調整絕不是胡來，而是要試著找到最理想的劑量。

理想上來說，當最初的症狀緩解，藥物治療就該減少。病人出院後持續下去的長期治療，往往被稱為「維護」治療，因為它有助於維護個體的功能程度和在社區裡立足。我們要強調，儘管維護治療非常有效，它無法保證嚴重的症狀不會復發。在兩年之後，接受藥物維護治療的思覺失調症患者約有一半會復發。這個統計數字雖令人難過，但是和沒有接受治療的病人的復發率是 84% 相比，還是好太多了。

在門診治療期間，有兩種用藥策略：低劑量治療和間歇治療。採用低劑量策略，思覺失調症患者維持比最初所需的低很多的劑量。在某些情況下，可能低到減少九成劑量。更強化的治療留待症狀惡化期間再派上用場。把焦點

症狀降低至令人滿意的程度所要維持的藥物劑量，因人而異，而且遺憾的是，只能透過嘗試錯誤才能找出來。

間歇用藥的策略，是在症狀解除期間完全停藥，唯有病患有復發風險時再服用抗精神病藥物。這需要醫生和家屬對病人密切觀察，當瀕臨復發的早期徵兆出現，就要防護性地開始用藥。間歇治療並不常見，因為它可能導致半數以上的思覺失調症患者功能惡化和復發。

「非典型」或「第二代」抗精神病藥 94

在抗精神病藥用了一段時間之後，治療思覺失調症的下一個大突破，就是發現所謂的非典型或第二代抗精神病藥，譬如 clozapine、risperidone、olanzapine、quetiapine、sertindole 和 ziprasidone。這些藥物和傳統的藥在很多方面有所不同，其中有一些是很有利的。舉例來說，它們引發錐體外徑副作用的情況相對少很多，因此讓無法忍受這些副作用的病患輕鬆不少。服用這些新型藥物的病患也較不易出現遲發性運動不能。更重要的是，在很多服用其他抗精神病藥沒有效果的病人身上，這些藥起了作用。其中 clozapine 特別有效，有最強大的證據支持 clozapine 對先前屬於難治型的病患很有幫助。不過，就像之前其他所有抗精神病藥一樣，這些新型藥物無法根治思覺失調症。儘管如此，看到第一代抗精神病藥幫不上忙的病人有了大幅改善，還是很令人高興。

可惜的是，服用 clozapine 尤其會導致非常嚴重的

副作用，「顆粒性白血球缺乏症」（agranulocytosis），因此更容易感染到傳染病，這是會危及生命的情況，服用 clozapine 約一年後，約有 2% 的病患會出現顆粒性白血球缺乏症。無從得知誰服藥會有顆粒性白血球缺乏症或誰不會，儘管基因可能扮演一定角色。所幸，透過驗血，醫生可以判斷顆粒性白血球缺乏症是否出現。假使患者經常驗血密切追蹤，就能預防這個副作用所造成的死亡。不論如何，病患必須定期驗血。因此 clozapine 不適合用在病重得無法配合這些檢驗的病人身上。

抗精神病藥另一個非常嚴重的副作用，是它會延長心肌細胞活動電位持續的時間（QTcinterval，也就是正常心臟電氣活動的變化）。除了 lurasidone、aripiprazole、paliperidone 和 asenapine 之外，所有抗精神病藥都會增加心臟發生這種情況的風險。第二代抗精神病藥的一個比較不嚴重、但很常見的副作用是體重增加，尤其是服用 olanzapine，而服用 ziprasidone 和 lurasidone 則不太會增加體重。大多數非典型抗精神病藥（amisulpride、paliperidone、sertindole 和 iloperidone 除外）都會增加患者的鎮靜狀態。大多數抗精神病藥（aripiprazole、quetiapine、asenapine、chlorpromazine 和 iloperidone 除外）也會增加泌乳激素水平，進而導致性功能障礙。

第一代和第二代抗精神病藥物目前正由美國政府和民間製藥公司等資助的許多臨床試驗進行比較和詳盡評估，其中最重要的是「抗精神病藥介入治療效果的臨床試驗」（Clinical Antipsychotic Trials in Intervention Effectiveness，

縮寫為 CATIE）。最近一份將這些藥物對照比較的統合分
析證實，從功效的角度來看，clozapine 略具優勢，但是
差別很小，而且和安慰劑治療相比，第一代和第二代抗精
神病藥都能降低思覺失調症的正性症狀。因此，這些資料
顯示，精神科醫師和病患可以放心地嘗試各種不同的治療
選項以減少副作用，不用擔心會失去對治症狀的效力。

其他的藥物治療

可用來治療思覺失調症的其他藥物很多，在本書裡無
法盡數討論。不過患者和家屬應該知道，儘管抗精神病藥
通常是治療的首選，其他藥物可在特殊狀況派上用場。

舉例來說，鋰鹽（lithium）在一些思覺失調症患者身
上顯現功效。對某些病患來說，鋰鹽搭配神經緩解劑可促
進療效。在某些案例裡，benzodiazepine 的藥物（通常用
來治療焦慮）也很有幫助。但是這些藥物也可能讓某些思
覺失調症患者的症狀惡化。抗癲癇藥（可預防癲癇患者的
痙攣反應）有時也有益於思覺失調症患者，特別是有暴力
傾向的思覺失調症患者，以及腦電圖顯示腦波異常的患
者。不過這些藥在進行維護治療時並沒有效。基本上，這
些藥物都不是第一線治療會派上用場的藥，不過在對治思
覺失調症常見的情緒或焦慮問題，這些藥物有其作用。

在藥物治療之外，有一些額外的療法可用來降低思
覺失調症症狀。電痙攣療法就是其一，也就是大眾媒體報
導的「電擊治療」，因為這種療法將電脈衝傳導到病患的

腦部。電痙攣療法會用在重度憂鬱症病人身上；但是用在思覺失調症患者身上則尚未證實有幫助。不過，其他型態的腦部刺激顯示，用在減輕思覺失調症症狀上樂觀可期。在這些腦部刺激當中，現今最重要的是所謂的「腦深層刺激」術，譬如「重複經顱磁刺激」（repetitive transcranial magnetic stimulation）。接受這種治療時，思覺失調症患者要經歷幾次療程，通常為期數週，讓腦部的特定部位接受電磁波刺激。被鎖定的大腦區域，通常是思覺失調症損害的部位，譬如額葉皮質。最近關於重複經顱磁刺激試驗的統合分析顯示，有明確證據指出負性症狀減少，而藥物通常很難治療負性症狀。這項技術也顯示出，它在降低幻覺方面有明確效果，但是實際上卻會增加其他正性症狀出現的機率。總而言之，重複經顱磁刺激可以輔助思覺失調症患者的藥物治療，尤其是對於那些有顯著負性症狀的人。

96

與藥物治療的配合度

如果病人不吃藥，顯然什麼藥都沒有效。雖然任何疾病都是如此，就思覺失調症來說，吃藥更是問題。這個疾病本身讓患者（即便不是不可能也）很難了解吃藥的重要性。大多數病人願意忍受能改善症狀的藥物副作用。但是思覺失調症患者可能無法正確地權衡治療的益處和副作用的不適。而且對有些患者來說，藥物成了妄想的一部分。他們可能認為醫生懷有邪惡的理由要毒害他們或控制他們的心靈。

因為這種種問題，幾乎有半數的思覺失調症患者出院後沒有繼續吃藥。即使在住院期間，五個病人當中就有一個沒吃院方給的藥。沒有服藥帶來了一個複雜的法律、道德和醫療的困境。從法律上來說，我們無法強制病人吃藥或就醫，除非法院判定病人會傷害自己或別人。從道德上來說，治療團隊應該提供可能的最好治療。從醫學上來說，可能的最好治療通常是抗精神病藥；但是病人通常拒絕這個選項。

這個困境讓醫生束手無策，也讓家屬很挫折。想想一對父母看見孩子吃了藥而精神病減輕之後，又得看著孩子拒絕吃藥而病情惡化會有多麼苦惱。這種困境沒有簡單的解決辦法，但我們可以採取一些步驟來避免。我們的經驗顯示，醫生、病患和家屬必須在治療早期處理這個問題。尤其是醫生和家屬必須共同幫助病患持續接受治療。如果有某個家人（或者朋友）特別受到病患信任，這個人就要扮演吃重的角色，讓病患配合醫療。有些思覺失調症病人把某個親友的建議看得比醫生的更重要。

如果親友不明白藥物為何如此重要，當然也就無法說服病患配合治療。因此，醫生或治療團隊的其他成員應該花一些時間教育病患親友藥物的重要性。精神科醫生應該告知家屬為何藥物有效，以及會出現什麼樣的副作用。當親友理解治療的代價和好處，他們才能更充分地把這些訊息傳達給生病的家人。親友也必須成為敏銳的觀察者。如果我們在早期發現副作用出現或者正性症狀復發，我們可以幫病人換藥，避開配合度的問題。

為提升病患和家屬的配合度所做的衛教不見得會奏效，還需要額外的行動。首先，醫生應該判斷，病患是『積極拒絕吃藥』還是『消極不吃藥』。這個判斷很重要。對某些病人來說，不吃藥反映的是漠不關心與不活動的負性症狀；對他們而言，不吃藥就像不出門、不跟人講話、不打扮等等一樣。如果是這種情況，醫生可以開長效藥。

　　大多數的抗精神病藥是藥丸。這些藥是短效的，一旦停藥，藥效會快速消失。反過來說，一劑長效藥的效用可維持數星期。這種長效的抗精神病藥會慢慢在體內釋放，在相對長的時間裡發揮療效。不過長效藥不是藥丸，必須注射到體內。病人必須前往醫生的診間去注射藥物，所以並不方便。但是對於某些病人來說，沒有其他的選擇。

　　注射式的抗精神藥不見得能夠解決消極不配合的問題。因為這些長效藥是非常強力的抗精神病藥，其副作用比藥丸式的抗精神病藥更多。很多病患中斷用藥，因為他們開始積極地拒絕注射，或者醫生發現副作用太大，認為不應該再繼續施打。

　　如果病患積極拒絕吃藥，醫生應該和家屬合作，找出拒絕的原因。原因有很多。有些病患為副作用惱火，卻從來沒跟家人和醫生提起。另一些人的妄想干擾了治療。舉例來說，有個病人認為藥物會侵蝕他的內臟。我們也遇過病人認為自己痊癒了，所以不必再吃藥。

　　了解不配合的原因之後，醫生必須擬出辦法來逆轉病人的決定。在某些情況下，跟病人講道理是可行的。在其

他情況下，我們可以透過換藥來讓病人配合治療。很遺憾地，很多拒絕吃藥的情況不容易逆轉。病人很可能純粹是病得太重，難以了解治療的必要。

當這種清況發生，法庭的法官必須決定，從法律上來說個體是否對自身或他人具有傷害性。雖然何謂傷害性並沒有一個簡單的定義可適用於所有病患，可以借用一些案例來釐清它的意義。一個人預謀傷害或殺害另一人，就顯然對社會是危害；假使他們的想法或行為顯現出傷害或殺害他人的可能性，那即便沒有明顯計畫，也仍應被視為危險人物。

有自殺傾向是對自身有傷害性的患者最明顯的特徵。不過法官面對沒有自殺意圖但行為可能導致傷害自己或死亡的人，也可能做出這個結論。有些思覺失調症患者拒絕進食；有的讓自己置身於有實質危險的情況。舉例來說，病患聽命於幻覺的指示跑在汽車前方，就是對自身有危害。

我們強調的是，傷害與否的判決是個法律的決定，不是醫療的決定。雖然醫生的意見會強烈影響法官的判決，但是沒有法律批准，醫生並沒有權力去治療不配合的病人。醫生的權威當然端看病患受判決的法律體系而定。

心理治療

心理治療是個非常籠統的詞。它指的是透過與病患和／或家屬晤談，尋求想法或行為改變的任何治療取向。

這不代表心理和藥物治療不能同時進行。事實上，對於很多思覺失調症病患來說，這雙管齊下的做法是很理想的治療方案。在心理治療過程裡，個案定期與治療師會面，談論各種與思覺失調症的病因沒有直接關係的問題。心理治療有很多取向，而且做法差異性很大。有些取向要個案回想童年經歷，治療師的話不多，但會試圖引導個案對自己的人生和問題有所領悟。另一些心理治療只處理個案的日常問題，這種取向的治療師通常會幫助個案解決特定問題（譬如找工作）。

在檢視針對思覺失調症和其他疾患的心理治療的科學研究後，美國精神醫學會心理治療委員會（APA Commission on Psychotherapies）做出結論：心理治療雖然對於其他很多精神問題有幫助，但是就思覺失調症治療來說：光靠心理治療絕對不是有效的療法。這個委員會並沒有排除思覺失調症患者接受心理治療，但它清楚指出，心理治療應該是藥物治療之外的輔助治療，而不是取代藥物的治療。

治療思覺失調症，心理治療師的技能有各種用處。發展具建設性的病人－治療師關係，能夠促進病人對藥物治療的配合度以及接受行為治療和家庭治療的動機。後面將會談到這兩種治療。在協助思覺失調症病患處理生病後在社交和心理上要面對的狀況時，心理治療師也是病人寶貴的盟友。

行為治療

　　行為治療與其他的心理治療在很多方面不一樣。不同於很多心理治療，行為治療的目標是透過心理學的學習法則來改變病患的行為。數十年的心理學研究證實，這些科學法則掌握了影響學習的定律。行為治療師採用這些定律來改變病患的行為。

　　行為治療領域裡最著名的一派是認知行為治療（cognitive behavioural therapy, CBT）。認知行為治療對於廣泛的精神疾病很有效，但近年來才應用到治療思覺失調症，目前已經被視為輔助藥物的療法。認知行為治療顯示出可以有效對治正性和負性症狀，也能提升病患按時吃藥和奉行醫囑的配合度。在某些情況下，認知行為治療也可以提升病識感，降低敵意。至於負性症狀，在治療思覺失調症時，認知行為療法著重於病人應付社交情境的障礙。其目標之一就是幫助病患在社交活動上達到理想的程度。譬如說，明顯的社交孤立會導致思覺失調症惡化；反過來說，太多的社交活動也會助長精神症狀。如果諮商師和家屬不了解控制病患社交活動的必要，以及某種程度的社交退縮事實上具有保護作用，可能會太過鼓勵病患參與社交活動，給病患太多壓力。

　　對於思覺失調症患者來說，行為復健方案必須針對病患的特定問題與考量來量身打造。別的替代方案還有很多。在下面的章節裡，我們將簡短地檢視能夠有效治療思覺失調症的三種行為療法：獎賞與處罰、社交技巧訓練和

家族治療。

獎賞與處罰

　　針對某些行為給予獎賞和懲罰的效果很明顯。我們通常會做一些能夠獲得獎賞的事，避免做出會受到懲罰的事。獎賞的例子包括金錢、物品和社會認可。懲罰可以是撤回獎賞，或者身體或精神上受到傷害。心理學的學習法則描述了獎賞與懲罰如何改變行為。這些法則透過所謂的代幣制度（token economy）謹慎地應用在思覺失調症患者身上。只有在能夠長期觀察病患的治療環境下，代幣制度才有用。這些環境包括病房（病患過夜的場所）、日間醫院（病患日間留院的場所）和「團體之家」（group home）（對多位病患提供照護的場所）。

100　　「代幣」是容易辨識的小東西（譬如一張撲克牌），用來獎賞個案做出適當的行為。在一開始，個案不管做出什麼行為都會得到代幣。如此一來，個案學到代幣有其價值。這種學習之所以能夠建立起來，是因為他們可以用代幣向工作人員購買獎品。這些獎品通常是有價值的物品（如特殊食品）或特權（如可以看電視或從事消遣娛樂）。

　　病患使用一開始得到的代幣向工作人員購買獎品，從而知道代幣的價值。到最後，病患必須賺得代幣才行。病患必須遵守工作人員特地為他們量身打造的行為準則才能賺得代幣。這些專案具體說明了，個案若要賺得特定數量的代幣，必須改變哪個類型的行為以及改變的程度為何。

　　代幣制度可以教導思覺失調症患者適當的自我照顧

和社交行為。很遺憾的是，個案離開醫院後，行為的改變通常很難持續下去。這個方法的另一個問題是，醫生要鼓勵病患做出令人滿意的行為的頻率，他們必須看到病患做出那些行為，無論再怎麼難得。舉例來說，我們想教會某個重度患者與他人交談，如果他打死不跟人說話，代幣制度也幫不了忙。如果他很少與人交談，那麼他一跟人交談就能獲得獎賞，我們就能提升個案與他人交談的程度。然而很多的情況是，不管什麼樣的行為令人滿意，個案一樣也沒做。社交方面的行為通常如此。確實，病患就算有做出合宜的社交行為，也是很稀罕的事。於是治療者設計出「習得反應的步驟」（response acquisition procedures）來應付這個問題。顧名思義，這些步驟幫助病患學會他們目前所缺乏的某種反應（也就是某種行為）。由於這項任務大多聚焦於社交行為，這些方法通常被稱為社交技巧訓練。

社交技巧訓練

社交技巧訓練通常對一群病患來進行。病人群體形成一種人為的社交情境，有益於教導社交行為。實施的細節，每個醫院和醫生都不同，但這些做法有個共同點：治療師主動教導團體裡的個人如何在社交情境裡使用口語和非口語行為。

由布朗大學詹姆斯・庫蘭（James Curan）研發的一個方案，採用三或四名病患和兩名協同治療師的團體來進行。在典型的治療時段裡，治療師要完成八項任務：

1. 治療師回顧成員在上次時段所學到的社交行為。他們也要判斷，成員是否在訓練時段之外實踐這些行為。病患如果沒有把新學會的行為實踐在真實的社會情境裡，社交技巧訓練只是徒勞。

2. 接著，治療師概述當次時段的課程內容，說明這堂課要學習哪一種行為以及它在社交情境裡為何有用。

3. 觀察是最好的學習方式，治療師親自示範課堂裡描述的技巧，或者播放由某人示範的影片。成員觀看示範，被鼓勵盡量發問。

4. 很多思覺失調症患者很消極，不會問問題，因此治療師可以考問成員，看看他們觀察到什麼，以便確定他們是否專心上課。

5. 換團體成員練習新學到的社交行為。成員通常兩人一組練習，一次觀摩一組。成員的表現會被錄影下來。

6. 團體觀賞錄影的內容。治療師帶領討論，給團體回饋，幫助成員學習更多實作的技巧。

7. 在所有成員都獲得回饋之後，再兩兩一組，反覆練習把技巧練熟。

8. 治療師要求成員在治療時段之外實踐新學到的社交技巧，結束這次治療時段。治療師通常會訂定合理的目標。舉例來說，他們會要求成員每天要實作一次新學到的技巧。

行為取向家族治療

　　儘管家庭環境不會影響思覺失調症的**病因**，它可能左

右**病程**。換句話說，特定型態的家庭互動可能會讓思覺失調症症狀惡化，增加復發與住院的機率。因此，行為取向的家族治療認為，家庭行為會對病程帶來衝擊，而不是認為思覺失調症是偏差的家庭互動直接或間接造成的。它的目標是要減輕病患的生活壓力，鼓勵家人參與疾病的治療。

　　由伊恩・法隆博士（Ian Falloon）所開創的行為取向家族治療，包含三個主要層面：教育、溝通和解決問題。教育的層面是要降低家人的自責。當家人因為家屬得病而自責，神經緊繃和壞情緒會形成一種氛圍，從心理上來說不管病患或家庭都很不健康。一旦家屬理解了思覺失調症的生物基礎，他們可以拋開罪惡感，對生病的家人接受治療也會更有幫助。對於生物基礎的理解也有助於家人接受病人需要服用抗精神病藥物。有些人仍舊認為抗精神病藥物是某種形式的控制，所以害處大於好處。有效的教育可以導正這些不正確的想法。家屬也會學到，病患無法控 102制自己的思覺失調症狀，要思覺失調症患者「不要再妄想了」，或者抱怨他們「太懶惰」，其實很傷人。患者無法控制自己的妄想念頭或者負性症狀譬如情感淡漠與退縮。指責病患故意表現那些症狀，不僅帶給病患壓力，也讓家人沮喪。這顯然會讓家庭環境更加壓力重重。

　　家屬要學會別對生病的家人在社交和職業上的表現期待太高。很多有思覺失調症的人可能終身無法工作和成婚。如果他們進入職場，通常擔任較低薪和低階的工作。家屬應該樂見思覺失調症的親人即便只是把低薪的工作做好，都已經是很了不起的成就。當然，我們無意唱衰思覺

失調症患者沒辦法表現長才，有些輕微的思覺失調症患者比一般的思覺失調症患者更有成就。此處的目標，是幫助病患和家屬務實地設定「合理」的期待。

最重要的也許是，家屬學會如何看出生病的親人處在家庭環境的潛在壓力中。雖然我們可以根據研究報告對壓力下定義並舉例，但何謂壓力往往因人而異。家屬必須學會從這些角度敏銳觀察病患的感受，如理解病患如何回應壓力、如何打開溝通管道等，如果家人可以緩和病患的壓力，打造更健康的康復環境，對穩定病情會更有幫助。

當然，在某些家庭裡打開溝通管道並不容易。很多家庭沒有溝通技巧，無法從治療的教育層面充分受益。因此，「習得反應的步驟」常常被用來教導這類技巧。教導的方式和教導病患的那一套做法相似，只不過它強調在家庭環境裡最需要的那類溝通技巧。有些家庭可以看出相關問題，卻沒有技巧去發現並運用解決辦法。因此，問題解決取向家族治療的運用已經有一些成效，能夠把思覺失調症的復發率降低至臨床上的顯著程度。

其他考量

心理治療配合藥物治療也有助於預防復發。在一項研究裡，行為治療涵蓋了協助病患適應生活中的主要角色、工作情境和職涯重建諮商的社會工作。出院兩年後，沒有繼續服用抗精神病藥物也沒接受心理治療的病患有 80% 復發。相反地，只繼續吃藥的人當中只有 48% 復發。同

時接受心理治療與藥物治療的人比只有接受藥物治療的人更有起色；在復健後回到社區的人當中，只有接受心理治療的人的復發率下降；但是一年後除非病患主動服藥，否則效果全失。這項研究指出，病患出院後至少有一年的時間，可以從藥物治療和行為治療雙管齊下的做法中獲得最大效益。

研究也發現，心理治療改善了出院後思覺失調症狀輕微的人的適應力及其人際關係，但實際上卻促使思覺失調症狀嚴重的人再度發病。根據這項發現，研究者只會對目前沒有思覺失調症狀的患者推薦心理治療。他們指出，行為療法可能對症狀嚴重或症狀明顯的患者帶來傷害，因為這類患者無法領會這種治療，反而在遇到新的挑戰時備感吃力。

確實有很多研究者證實，太過積極復健可能會過度刺激正性症狀譬如妄想和幻覺，使之復發。譬如，英國醫學研究委員會社會精神醫學研究室（British Medical Research Council Social Psychiatry Research Unit）的韋因博士（J. K. Wing）及其同僚於 1964 年的研究報告指出，一群慢性思覺失調症患者出院後馬上參加職業復建計畫的人，再度出現了妄想和幻覺。如果患者預先有充分的準備就可以避免症狀復發，譬如病患事先接受醫院內的職能訓練，隨之參與病房內的工作安排。

其他型態的治療，若稍有不慎，可能過度刺激病患，導致正性症狀的復發。舉例來說，為了發掘「潛意識動機」和「角色功能」的密集團體治療，可能會使得思覺失

調症症狀惡化。休閒治療、職能治療、團體活動和再社會化治療一般來說是有用的，但如果進行得太激烈，也可能是過度刺激的潛在來源。

另一方面來說，也有其他研究發現了刺激不足的環境（如大型精神病院的慢性病房）與思覺失調症負性症狀（情感淡漠、意志力缺乏、遲緩、社交孤立和言談貧乏）之間的相關性，。因此，治療思覺失調症很像走鋼絲：刺激不足可能導致負性症狀出現，而刺激過度又會導致正性症狀出現。抗精神病藥可以提供一些保護，阻擋刺激過度，但是長期無差別的用藥也會讓某些病患出現惱人的腦神經併發症。行為治療會鼓勵慢性病患走出孤立狀態，但也可能讓正性症狀復發。治療思覺失調症患者時最重要的目標，是為這些極度脆弱的病患提供最理想的狀況。

104 住院

過去一世紀以來，精神病院經歷了巨大的改變。起初這類的醫院不會比監獄好多少。病患在身體上受束縛，由於藥物知識的缺乏，他們也很少得到真正的治療。漸漸地，這些承載著人類的混亂與絕望的倉庫，變成了真正的醫院。患有思覺失調症的人獲得治療，但很少人確實受益，直到抗精神病藥問世。

對思覺失調症患者來說，入住精神病院有時是必要的。病人有四個基本的理由需要住院：診斷評估、規律吃藥、降低病人或他人可能遭受的危險，以及處理急性問

題。不像從前，醫院現在很少進行長期照護。對大多數病患來說，長期住院沒有比短期住院更有效用。

　　病患住院的時間愈長，就愈不想離開。長時間住院會使得負性症狀惡化，造成「機構化」徵候群，表現出失去興趣和動力、缺乏個性、順從以及個人習性的惡化。因此，正性症狀的初始階段獲得控制之後，病患待在醫院的時間就應該減少，這一點很重要。除非有什麼特殊跡象顯示病患應該繼續留院，否則愈早出院愈好。很多研究支持儘快出院的好處，病患和直系親屬的家庭生活比較不受干擾。當今的趨勢是短期住院，並著重於門診照護。

　　當然，儘早出院的原則也可能做得太過。每個病患住院兩週後不分青紅皂白一概出院，在毫無適當準備下回到社區十分不妥。沒有考量到社區復健中心是否有收容空間就把病患轉介出去，最後會讓思覺失調症患者淪落街頭、居無定所、失業、無法自理生活的人數增加。社區裡這些成天無所事事的人跟他們在精神病院的慢性病房裡一樣無事可做。不過，跟住院病人不一樣的是，流浪街頭的人很容易受到犯罪活動、惡劣居所和缺乏食物的戕害。

　　過於強調社區照顧也會讓病患家屬備感壓力。研究指出了家人承受這些負擔的結果：首次住院的思覺失調症患者的家屬當中有 30% 出現可直接歸因於照顧生病家人所致的毛病，先前住院過的患者的家屬當中，則拉高至 60%。所幸，病患與親屬支持團體，譬如全美精神疾病聯盟，可幫助家人減輕照顧思覺失調症患者的負擔。

　　當病患住院治療正性症狀，院方要全力評估病患的優

勢與弱點，以及他們的重要親友的優勢與弱點。院方也要評估所有可得的社區資源，譬如身心科診所、日間照顧中心、職業輔導中心、俱樂部和中途之家。選定適合的機構後，要與該機構的人員聯絡，當病患仍在住院期間，也要著手其他的準備。唯有仔細地做好這類準備，才可能建立長遠的治療計畫。如果病患只需短時間住院，則需要向病患及家屬強調出院後持續藥物治療的重要性。

長期住院照護

有些病患不可能儘早出院，也許是他們的正性症狀對一般劑量的抗精神病藥物不起反應，或者副作用太嚴重，需要經常改變劑量或者改換其他種類的抗精神病藥物。有些病患沒有工作技能或學歷，出院前需要相對較長的時間準備。很多的情況是，病患很窮，沒有資金在社區裡重新安頓下來。其他的情況則是，病患的負性症狀很持久，而且正性症狀不時會復發。即使抗精神病藥緩解了正性症狀，持續的負性症狀也可能妨礙他們儘早重新融入社區。

慢性思覺失調症的復建

慢性思覺失調症病患的復健需要時間與耐心。設定計畫與目標後，還需要持續的努力才行。慢性思覺失調症要能復健成功，除了專業能力，也要執行能力。復健之路是逐步進展的過程，先從在醫院裡操作簡單任務，再到醫院

外的庇護工坊裡執行較複雜的任務，最後回到社區擔任全職工作。我們應該動用所有可得資源，依照每位病患的節奏，一步步幫助他們復健。在協助病患和家屬的過程裡，同理、決心、包容和理解是最重要的。

思覺失調症患者的照護者應當了解，過度熱心的情緒投入以及忽視治療方法的進步，可能對病患和家屬帶來傷害。同時也要謹記在心，思覺失調症的真正本質仍屬未知，還需更多的研究來評估目前許多治療方案的效益，而其中有些方案被盲目接受並用在例行工作中。相對地，用犀利的眼光審慎地臨床觀察，密切注意需要進一步研究的地方，在這個階段很重要。精神科醫師、家醫科醫師、心理學家、護士、社工、職能治療師、休閒治療師和諮商師，各類專業人士的跨學科合作非常重要。最後，治療計畫要能有效落實，病患及其家人應付思覺失調症的經驗非常寶貴，不容低估。

我們必須再次強調，雖然科學家尚未完全描繪出思覺失調症病因的藍圖，我們還是能夠幫助病患及其家屬緩和他們的痛苦。

情感思覺失調症

思覺失調症在治療方面的進步，至目前為止，讓在疾病光譜上屬於嚴重疾病的病人，譬如情感思覺失調症患者，比在光譜上屬於「較輕微」的疾患，譬如思覺失調型、孤僻型和妄想型人格障礙症或有思覺失調體質的人，

受惠更多。情感思覺失調症最常從它對情緒穩定劑和抗精神病藥的反應來檢驗，如同根據這疾病的情感和精神症狀（以及它容易與躁鬱症和思覺失調症混淆）所預期的。綜觀這類研究的評論指出了一種非常明確的療法，可用於雙極性和鬱型的情感思覺失調症。從歷史來看，對治雙相性情感思覺失調症不是用典型的抗精神病藥物就是用鋰鹽，其實同時服用這兩種藥物更有效，因此是優先選擇。對於治療鬱型的情感思覺失調症，抗精神病藥和抗憂鬱藥的組合，並沒有優於單單服用抗精神病藥。不論如何，這些治療策略的效用都沒有經過嚴謹的臨床試驗的評估。不過這無關緊要，這些例行做法不再是治療這個疾病的優先策略。事實上，更新一代的藥物已經取代了鋰鹽和典型抗精神病藥。

新型的情緒穩定劑譬如 valproate 和 carbamazepine，以及第二代的抗精神病藥譬如 clozapine 和 risperidone，對某些病患來說效果更好，因此這些藥物的使用量不斷增加，valium 和典型抗精神病藥的用量已經減少。舉例來

107 說，divalproex 改善了 75% 的雙相性情感思覺失調症患者的全面功能，這些病患當中很少人出現嚴重副作用而導致撤藥。對藥物的耐受性良好的人，carbamazepine 降低了住院、復發和隨之而來的精神性藥物用量，對於鬱型的情感思覺失調症患者特別是如此。

關於情感思覺失調症的絕大多數研究指出，這些新型的情緒穩定劑和抗精神病藥不管是單獨使用或搭配使用，在多數病人身上都能夠有效緩解症狀。治療鬱型和

雙相性的病人時，olanzapine 比 haloperidol 明顯有效。相對來說，在治療目前處於躁期或鬱期的病人，olanzapine 是最有效的。此外，病人對 olanzapine 的耐受性也比 haloperidol 來得高，它的副作用比較小，但是體重增加的機率較高。Ziprasidone 對於精神病症狀和整體功能也有與劑量相關的效用。整體來說，這些非典型抗精神病藥用在治療情感思覺失調症更有效，甚至比用在治療思覺失調症本身更好，這很可能是因為它與血清素 1A、1D 和 2 受體有更高的親合力。

思覺失調症光譜上的人格障礙症

比起治療思覺失調症和情感思覺失調症的研究文獻，治療思覺失調型、孤僻型和妄想型人格障礙症的研究報告少很多。針對人格障礙症的很多藥物治療研究，受試者廣泛伴有其他疾患，使得攸關特定的人格障礙症所下的結論不容易解讀（在這個混雜的受試者群體裡，最常見的是思覺失調型和邊緣型人格障礙症共病）。

所幸，雖然這些有瑕疵的方法依舊出現在科學研究裡，但整體趨勢指出，那些方法逐漸被淘汰，有利於在方法學上更可靠、針對更「精純」的診斷群體所做的研究。然而這類的研究目前依舊罕見。因此，我們僅簡略地檢視迄今所取得的事實。

思覺失調型人格障礙症

由於思覺失調型人格障礙症是很複雜而且（很可能）是病因異質（etiologically heterogeneous）的疾病，不可能有一種治療取向能夠適用所有病患。根據思覺失調型人格障礙症的不同表現採取不一樣的藥物與心理治療組合，比較可能是最有用的。

108　　　思覺失調型人格障礙症者通常把他們所處的世界看成既怪異又深具威脅性；因此這些病患需要更長的療程。就像治療大多數的人格障礙症，總會提到心理治療，而藥物療法（除了這疾患的急性期之外）的展望，大體上仍是研究者雄心壯志的未來目標。例如，2012 年的一項統合分析發現，抗精神病藥的治療能夠讓思覺失調型人格障礙症降低偏向精神病光譜的一些症狀，但是這些藥物壓根兒無法改善全面的功能或者減少這疾病的嚴重性。思覺失調型人格障礙症的人很難與醫生建立融洽信任的關係；然而這個因素卻是治療成功與否的關鍵。建立以個案為中心的溫暖治療環境能夠促進這種融洽信任的關係，在這種關係裡，個案的妄想或不當信念不會直接受到質疑，反而會慢慢變得可以合理解釋。

有鑑於這類人經常產生妄想與懷疑（比起其他的正性症狀、負性症狀和神經心理的缺陷），探究性的心理治療取向不太能導致正面的改變，不如著重於支持與認知的行為治療來得有效果。行為治療取向通常強調具體的過渡目標，指出達成目標的明確方法。由於有這種障礙症的人，遇到壓力特別容易失去原有的功能，而且會有短暫的精神

病發作，因此學習減壓的技巧（例如放鬆技巧、運動、瑜伽和打坐）對他們很有幫助。幸好有證據顯示，至少有一些有思覺失調型症狀的人在遇到壓力時會尋求治療。

除了精神症狀之外，治療也會處理其他問題，包括了解個案在認知上的優缺點。這有助於個案因應生活中長久的困難。舉例來說，個案可能在注意力、語詞記憶或組織能力有缺損，使得他們在求學、工作和社交上屢屢受挫，結果強化了負面的自我形象和表現焦慮。個案認識到自己的認知能力較為受限，就會以較良性的方式重新界定所面對的困難，因而能更實際挑選個人、求學和工作目標。

在某個程度上，個案可以降低特定的認知領域的缺損。舉例來說，採用一般在處理這些困難的做法（譬如在「備忘簿」寫下訊息、使用記事本、背誦新的訊息），可以降低訊息的取得、組織和搜尋方面的缺陷。此外，社交技巧訓練和家族治療有助於緩解社交焦慮並克服與他人疏離的孤立感。密集的個案管理和日間留院也很有幫助，只是成本較高。

儘管上述的心理治療方法用在治療思覺失調型人格障礙症很合理也很恰當，我們仍舊需要更多的研究才能判定哪一種取向最有效。目前這類的研究很罕見，但有個事實很明確，那就是分析性的心理治療很少帶來有療效的改變，也有資料記載，日間留院對於思覺失調型人格障礙症預後的邊際效益。由精神動力取向的個人和團體治療、藝術治療以及平均五個半月的每日社區會議組成的密集治療法，對於整體的症狀沒什麼改變，但是適度降低了個別症狀。

許多研究檢驗了藥物在治療思覺失調型人格障礙症的用處，儘管大多數調查的受試者數量不多又納入了邊緣型人格障礙症的樣本。有鑒於此，關於治療效用的結論必須保守看待。這些研究指出，特別是典型的抗精神病藥能夠在病患遇上急性壓力時降低正性症狀或憂鬱心情，但是有害的副作用發生率高，使得這些藥在其他時候難以普遍使用，包括了這障礙症進入更慢性穩定的階段（也就是非危機時期）。其他類型的藥物顯示了普遍具有非特定的效果。譬如，fluoxetine 通常會用在思覺失調型人格障礙症來檢測效用，結果顯示它降低了與其他疾病共病的思覺失調型人格障礙症的症狀；不過在清一色由思覺失調型人格障礙症組成的組別裡，這些症狀則不見顯著降低。

孤僻型人格障礙症

如同思覺失調型人格障礙症，孤僻型人格障礙症的症狀表現與推測的病因也很多。這種疾患的異質性、其慢性特質和負性症狀的特色，總地來說，無法促成一個理想的治療氣氛，使得這類人格障礙症的治療困難重重。除了這些限制，治療結果的研究亦闕如，我們無法辨識一般治療的優點；不過仍有一些公認的治療選項，在以下逐一說明：

孤僻型人格障礙症的孤立、喜樂不能（anhedonia）和情感平板，唯有在理想的臨床條件下才能減少，其理想條件包含可信賴的醫病關係和穩定的治療環境。病患在其中能夠學會倚賴醫護人員的支持，特別是遇到危機的時

期。現有的研究支持，認知行為治療在培養社交技巧和 110
增進人際敏感度方面起作用，同時支持性（並非頓悟性
〔insightful〕或詮釋性〔interpretive〕）心理治療一般而言
也是有用的。由於此類病患的耐受性並不佳，所以應當避
免分析取向的心理治療，改採實用的、以目標為導向的治
療比較有利：設定有共識的具體治療目標，可以讓治療經
驗更豐富和延伸。為了增進人際互動技巧和社交動力，團
體治療是可行的，不過僅能用在高功能的病患身上。傳統
上並不倡導對孤僻型人格障礙症進行藥物治療，除非是在
危機期間降低焦慮或憂鬱。不論如何，這種情況可望在未
來成為心理藥物學的目標。以上提供的一般推薦仍有待實
驗來檢驗功效，不過它們都是以實務準則為根據，只是這
些準則迫切需要臨床成果研究來強化鞏固。

妄想型人格障礙症

不令人意外地，妄想型人格障礙症患者很少就醫，因
此也就不太有治療成果研究能夠指出哪一種治療最有效。
檢驗各種治療妄想性症狀的成效研究報告，通常是在其他
狀況的脈絡下進行的，譬如焦慮症或是創傷後壓力症；因
此「純」妄想型人格障礙症的研究幾乎不存在。一般來
說，家族治療或團體治療沒有效果所以並不推薦。由於這
類病患的特色是疑心很重，以個案為中心的支持性環境，
才是能夠帶來治療改變的理想環境。如同在思覺失調症光
譜上的其他人格障礙症，要建立融洽的醫病關係很困難，
這是因為病患基本上為了自我保護，所以防衛心很重。

要促進病患的信賴感，治療環境的穩定性是關鍵。如同思覺失調型人格障礙症會有的妄想，醫生在應付病患的妄想念頭時，採取客觀和支持的態度而不是質疑或挑刺至關重要。誠懇、務實、以目標為導向，避免呈現太多具洞察力的觀察或詮釋的做法，對於妄想型病患的效果最好。

對於妄想型人格障礙症的藥物治療與處置，並未廣泛受到支持，雖然病症發作較嚴重的情況下，某些藥物是有用的。舉例來說，diazepam 可用來降低嚴重的焦慮，如果代償不全（decompensation）變得嚴重，也可以使用神經緩解劑或非典型抗精神病藥。不論如何，這些藥物要用得保守謹慎，以免引發病人害怕被操縱的潛在疑心，結果出現反治療效應。

111 結語

過去一世紀以來，我們對思覺失調症病理的了解有很大的進展。過去數十年間在治療方法上也有重大收穫。這些知識對於這個病症帶來實質衝擊：在精神醫院裡病患的住院率與住院時間逐步減少，有更多患者有效地應付自身的病症，尤其是透過服用抗精神病藥。這些進展也有助於我們認識思覺失調症光譜上的其他疾病，尤其是比較嚴重的狀況，譬如情感思覺失調症和思覺失調型人格障礙症。

思覺失調症可能的病程和預後？

本章重點

➲ 關於病程與預後的研究支持克雷佩林最初的結論：
思覺失調症的病程與預後，平均來說，比情感性疾
患（mood disorders）要來得糟。

➲ 有些思覺失調症患者最後康復，或者說預後相對良
好。

➲ 思覺失調症的病程和預後會因為環境因素而改變，
譬如壓力和家庭環境。

　　克雷佩林指出，思覺失調症的一個核心特徵是持續
惡化，康復的機會渺茫；相反地，情感性疾患會在躁症和
鬱症之間陣發性的發作，但有良好的功能，預後也相對良
好。隨後數十年間的研究對思覺失調症的病程和預後描繪
出更複雜的圖像。最值得注意的是，與克雷佩林看到的慘
澹前景相反，有相當多的思覺失調症患者或多或少成功
地康復。曼弗烈德‧布魯勒博士（Manfred Bleuler），尤
金‧布魯勒博士之子，提出一份追蹤 200 名思覺失調症患
者二十年的研究報告，樣本裡排除了在前五年內過世或精
神上很不穩定的個案。布魯勒博士發現，每五個病患裡有

一個恢復到正常程度的社交功能，而且完全沒有精神病症狀。此外，每三個病患裡有一個的預後相對良好。因此，雖然病患仍有幻想和妄想，但社交功能只出現輕微的問題，很少有明顯的行為問題。這些結果相當引人注目，因為這項研究是在抗精神病藥問世之前完成的。

　　路克·瓊皮博士（Luc Ciompi）追蹤將近 300 名出院病患長達五十年。利用布魯勒醫師的成果分類，瓊皮博士發現，27% 的病患完全康復，22% 有輕微症狀，24% 有中等嚴重的症狀，18% 有嚴重症狀。9% 的樣本結果不明確。大約有一半的病患會持續惡化、逐漸出現嚴重發作，另一半的樣本有突發的急性發作，發病前的功能毫無問題或問題很少。大約一半的思覺失調症患者會持續發作，另一半則有陣發性的發作。此外，會急性發作的患者更可能是陣發性的發作，急性發作和陣發性發作都與較良好的長期預後有相關性。

　　莊明哲博士及其團隊所進行的著名的愛荷華五百研究，追蹤 186 名思覺失調症患者、86 名躁鬱症患者、和 212 位重鬱症患者長達三十五至四十年。以結婚做為社交能力的一般指標，每一組裡成婚的比例呈現顯著的組別差異，舉例來說，只有 21% 的思覺失調症患者在追蹤期間成婚，而同時期有 70% 的躁鬱症、81% 的重鬱症，以及 89% 的控制組外科病患結婚。能夠在醫院以外的環境發揮日常功能的人，思覺失調症患者有 34%，躁鬱症患者有 69%，憂鬱症有 70%，而控制組有 90%。能夠有具生產力的職能的，與上述發現大致吻合：思覺失調症患者有

35%，躁鬱症患者有 67%，憂鬱症患者有 67%，控制組有 88%。再者，在追蹤期間每一組裡沒有出現精神症狀的比例，思覺失調症患者有 20%，這與布魯勒醫師所得到的比例相同。不過這個數值與躁鬱症患者達 50%、憂鬱症患者達 61% 和對照組達 85% 相比，還是沒有優勢。

世界衛生組織的一份研究追蹤一千名精神病患長達兩年以上，這個研究發現，診斷與精神症狀發作的長度沒有關係；不過思覺失調症症狀發作的平均長度更長。此外，在思覺失調症樣本裡，在追蹤期出現精神症狀的更常見（37%），相較於躁鬱症樣本或憂鬱症樣本（分別是 26% 和 14%）；而思覺失調症在兩年的追蹤期間出現精神症狀的百分比也比情感性疾患更高。總之，思覺失調症的病程更嚴重。

總地來說，病程和預後的研究支持克雷佩林原始的結論：思覺失調症的病程和預後平均來說，比情感性疾患要來得糟。不過，就像這些追蹤研究顯示的，為數眾多的 115 思覺失調症患者最後康復或者說預後相對良好。事實上，思覺失調症患者獲得可喜的預後的情況，會比從前所認為的更常見。近年一份涵蓋五十筆研究的統合分析發現，有 13.5% 的患者達到康復的定義，也就是說，在症狀和社交方面均獲得改善，而且有證據顯示這些改善起碼維持了兩年。另一份統合分析則指出，年輕就發病的思覺失調症患者，康復的機率很低、更常住院、負性症狀較多、更常發病、社交／職能的功能較差，整體的結果更不理想。

目前我們對於與思覺失調症病程相關的因素了解有

限，但還是有些進展。從世界衛生組織的成果資料分析看來，發病**之前**工作功能及社交關係的程度，可以可靠地預測發病後的預後。注意到這個關聯性的是喬治‧瓦倫特博士（George Vaillant），他從先前的十三份研究裡看出，憂鬱症狀和思覺失調症的康復之間有關聯性。三十名康復的思覺失調症患者當中，有 80% 表現出憂鬱症狀；三十名未康復的思覺失調症患者當中，則有 33% 表現出憂鬱症狀。瓦倫特博士也在一分長達十五年的追蹤研究裡發現，憂鬱症狀和思覺失調症的緩解之間有很高的相關性。很多研究也發現類似的結果。

釐清憂鬱症狀對於思覺失調症預後的影響在臨床上很有幫助，因為在思覺失調症的病程裡憂鬱很常見。研究指出，在罹病六至十二年期間，思覺失調症患者有 57% 有一次或更多次的憂鬱發作。這些憂鬱的思覺失調症患者也出現思覺失調症症狀的典型病程。此外，他們發病並非始於憂鬱症狀，也不是陣發性的。早期研究發現，偏執或強迫的特徵（一再出現令人厭惡的念頭或行為）也與較好的思覺失調症病程有關，但是最近的研究卻得出恰恰相反的結果。這是個重要的區別，因為最近的統合分析發現，14% 的思覺失調症患者有偏執或強迫特徵。初步資料指出，典型的神經緩解劑搭配血清素再吸收阻斷藥物，對於有偏執或強迫特徵的精神病患很有幫助。我們仍需更進一步的研究來判定，出現這類偏執或強迫特徵是否標示著思覺失調症的某個亞型，並探究最佳的治療選項。

無論我們迄今在思覺失調症病程的描述與預測獲得什

麼知識，憑藉的都是思覺失調症診斷的高度穩定性。愛荷
華五百研究在長達三十五年至四十年的反覆評估過程中指
出了這一點，該研究發現，思覺失調症的診斷裡有 93%
獲得佐證。被診斷為思覺失調症的人當中只有 4% 在追蹤
期間被重新診斷為情感性疾患。同樣地，其他研究者在對
十九名明確定義的思覺失調症患者的長期追蹤也發現了高
度的診斷穩定性，在追蹤期間沒有患者被重新診斷為情感
性疾患。

　　雖然良好預後或完全復原的機率讓人有理由懷抱希
望，但大多數病患會有殘餘症狀，必須應付慢性病程。況
且，思覺失調症患者早死的機率比一般人高很多，死亡率
的增加大部分是因為自殺。就如同前面提過的，第二代抗
精神病藥 clozapine 可以降低這類病患的自殺風險。

　　雖然社會心理因素並沒有深具說服力地顯示足以影
響思覺失調症的病因，但這些因素會影響病程。這類研究
很多著重於生活壓力事件的作用，大多數研究者同意，所
謂壓力事件指的是需要病患本身在身體或心理上去調適的
生活狀況。生活中遭遇的事可能是負面的，譬如另一半過
世，或是正面的，譬如孩子誕生。根據最近一份針對十六
項研究的統合分析，壓力事件會讓思覺失調症患者發病的
風險拉高達三倍。思覺失調症復發的患者，比起沒復發的
病患傾向於遭遇更多的壓力事件，雖然沒有壓力事件也可
能復發，而即便復發也可能緩解。思覺失調症復發的患者
當中，有服用抗精神病藥的比沒服用的遇到更多的壓力事
件。這一點顯示出，抗精神病藥的保護效用和沒有壓力事

件是可以相加的。換句話說，某個保護性因素的存在可以彌補另一個保護因素的缺少。對於病患和醫生來說，了解這些研究很重要，因為它們提供了應付這個疾病的很多線索。例如，有些思覺失調症患者的父母親認為，給生病的孩子一些壓力可以激勵他們更努力工作、交朋友或達成目標。但是生活壓力的研究顯示，這樣做效果適得其反；更多的壓力只會讓病情惡化，不會變好。

關於思覺失調症病程和預後的心理社會因素研究，另一個成果豐碩的領域著重於病患家庭環境的影響。表露情緒（expressed emotion, EE）描述家人與病患互動時的情緒回應。我們觀察家人與患者相處時批評、表現敵意以及情緒過分投入的程度，來測量情緒的表露。沃恩（Vaughn）和烈夫博士（Leff）和透過 EE 來檢驗 128 名與家人同住九個月的思覺失調症患者的復發率，他們發現在高 EE 的家庭，有 51% 的病患復發，在低 EE 的家庭只有 13% 復發。此外在高 EE 家庭裡的思覺失調症病患，復發的風險與病患和家人直接接觸的時間長度有高度相關性。再者，在低 EE 和高 EE 的家庭裡，抗精神病藥的保護效用有差別。在低 EE 的組別裡，復發與服藥狀態無關。然而在高 EE 的家庭裡，沒服藥的病患的復發率顯著拉高，再度發病的風險增加也與家人接觸時間增加有關。長時間與高 EE 的家人接觸的未服藥思覺失調症患者，高達 92% 復發，但抗精神病藥物可降低復發率至 53%。沃恩和烈夫博士以英國人為樣本的研究，在很多方面都獲得加州一份對思覺失調症追蹤九個月的研究的驗證。最值得注意的

是，加州研究和英國研究有個共同發現，那就是與家人低度接觸和規律服藥可以降低生活在高 EE 家庭裡的負面衝擊。不過，加州研究發現，病患每週與高 EE 家人接觸時間超過三十五小時，藥物便失去效用。後續以降低病患家人的情緒表露為目標的研究發現，這種做法介入後，復發率確實下降。事實上，最近一份涵蓋十四筆這類研究的統合分析指出，降低情緒表露的居家介入法確實改善了病患的功能並降低復發率，而在後續的追蹤研究裡也顯示症狀減少了。

【第十二章】
病患和家屬如何因應思覺失調症？

本章重點

◆ 思覺失調症患者在服藥期間應該定期回診，而且只有在精神科醫師建議下才能換藥。

◆ 思覺失調症患者應該與社工師和心理治療師合作，提升社交、心理和職業功能。

◆ 病患和家屬若能避開會產生壓力的情境，病患父母親也避免在情緒上過度涉入，可以預防復發。

應付思覺失調症讓人心力交瘁，對病患本身和照顧者來說都是如此。光是消化我們在這本書裡指出的、關乎這個高度複雜疾病的各種事實，就很耗神費力。身為科學家，我們也非常感嘆尚未知曉的還有很多，時常苦思該如何運用所知來讓病患真正有起色，幸好手邊有的事實給了我們一些掌控感。因此我們要在這一章清楚說明，病患和家屬如何在日常生活中和緊急狀態下應付這疾病，這是很重要的。

120 病患如何幫助自己

病患從嘗試錯誤當中學會應付思覺失調症。當他們的症狀惡化，他們要學會尋求住院而不是抗拒。久而久之，他們學會停藥或換藥會導致正性症狀復發。他們也許能夠調整藥的用量以避免嚴重副作用，但同時還能維持在防止症狀爆發的程度。

顯然，不是每個思覺失調症患者都能做到這些。有將近一半以門診為主的思覺失調症病患沒有服藥，這些病患的復發率很高。病患在服藥期間應當持續接受精神科醫師的督導。即便病患發現如何調整藥物劑量，也應該跟精神科醫師討論自己的經驗，而不是擅自更改藥量。

假使病患老是忘記吃藥，可以注射長效藥物；注射一劑，效果平均可以維持二至四星期。病患應該切實遵守醫囑，定期接受注射；漸漸地就能按照需求來調整。

家人也扮演重要角色，要提醒病患規律服藥或回診注射。假使病患不願意遵守醫囑，病症似乎就要復發，家人的提醒特別重要。在這種情況下，家人堅持病患服藥可避免正性症狀全面復發。

有些思覺失調症病患學會避免讓自己陷入會誘發妄想或幻覺的情境。這類的例子包括政治或宗教議題的激烈爭辯、沉溺在幻想的白日夢裡、與家人接觸太過頻繁、暴露在人群眾多的場合，或看見或聽見與幻想或妄想內容有關的事物。假使這些情況無法避免，病患可以增加藥物劑量，防止症狀復發。大多數病患第一次聽到幻覺的聲音都

會很驚恐，但他們會漸漸學會與之共處；即便服藥，幻聽偶爾還是會出現。患者也許學會忽略那些聲音，也許學會不被那些聲音攪得心煩意亂。在某些案例裡，病人只有在獨處或空閒時才會聽到那些聲音。這些人應該安排固定的家務事、消遣、彈奏樂器或閱讀有趣的書，尤其是當幻聽會讓病患沮喪的情況發生時。

有些病患能夠工作，家人多半會鼓勵病患去尋找支薪的工作。在這麼做之前，家人應當諮詢醫生，判斷這對病患來說是不是合理的目標。思覺失調症病患選擇的工作應當在他的能力範圍之內，量力而為。就這方面來說，成立一個「俱樂部」，讓病患成為有貢獻的「會員」，對病患會很有幫助，而且能夠提供病患目標感和歸屬感。他們應該避免挑戰性高或壓力大的工作。對於慢性思覺失調症患者來說，穩定但相對簡單的工作很有療效，因為這種工作可以預防負性症狀的形成與惡化，譬如情感淡漠、退縮和缺乏意志力。當然家人也要知道對病患來說什麼事是有壓力或沒壓力的。對於家人來說很輕鬆簡單的事，對思覺失調症患者卻可能很棘手很有壓力。

此外，來自親友或專業人員的過多刺激和侵擾也會觸發思覺失調症症狀。有些病患知道何時該從過度刺激的環境退出以避免病症復發。家人得要尊重病患獨處的需要。不過，太過在社交上退縮也會造成負性症狀的形成與復發。病識感良好的病患能夠從經驗當中學會，避免過度刺激或刺激不足的情況，走在理想狀況的狹路上。

病人家屬的角色

　　大多數思覺失調症病患無法在沒有幫助的情況下選擇對自己最好的狀況，以避免過度刺激或刺激不足。與患有思覺失調症的親人生活在一起，家屬漸漸學會如何最好地幫助病患。在正性症狀首次發作結束之後，病患和家屬再度生活在一起通常是明智的，只不過這需要家人無比的耐心、理解、同情和犧牲。

　　病患第一次精神症狀發作，往往會讓家屬震驚、懷抱希望又落空。家屬逐漸了解到，思覺失調症不是短期的問題；它是終身的疾病，需要長期照護。病患的精神症狀很活躍時，他們無法做出合理的判斷。家屬可能必須代替病患採取行動，譬如採取法律程序，讓病患就醫住院。這是避免病患傷害自己或他人的必要做法。即便過了最初的階段之後，病患不能理解或不同意家屬的做法。

　　與思覺失調症患者生活在一起很有壓力。家屬會發現，持續地照顧生病的家人會犧牲自己的社交生活。當病患心有怨恨而不是感激，也會變成沉重的負擔。病患不可預測的行為，譬如怪異的舉動、自言自語、傻笑、咯咯發笑（尤其是在他人面前），會令他人尷尬。有些家屬的因應方式是堅定地告訴病患，這類行為只能在私人場合表現出來。他們也發現，病患處在妄想或幻想狀態時，與他們爭辯妄想或幻想內容的真實性毫無意義。

　　思覺失調症病患有時需要獨處「充電」，才能重拾人際互動。在這種情況下，家屬試圖把他們從獨處中勸誘出

來並沒有幫助。反過來說，持續退縮和作白日夢也會促使他們變得遲鈍和情感淡漠。透過經驗的累積，與思覺失調症患者生活在一起的家人學會何時應該把病患從自己強加給自己的孤立中拉出來。

有些父母親會責怪自己讓孩子得了思覺失調症，親友或專業人員的一些不體貼的言語也會讓他們的罪惡感加深。這些罪惡感加上長期的情緒負擔帶來的身體與心理的耗損，令人苦不堪言。在這種時候，父母親需要跟朋友或專業人員談一談抒發情緒，所謂專業人員包括社工師、公衛護士、家庭醫師、臨床心理師和精神科醫師。同理的情緒支持有助於降低緊張、焦慮、愧疚和苦悶。對家屬不切實際的高期待會導致失望、挫折和怨懟。家屬認清和接受必須與思覺失調症長期作戰很重要，也要了解到，有些病患可能永遠無法完全回復從前的模樣，縱使持續吃藥、接受社會心理治療和努力復健。唯有家屬務實地看清病患的狀況，為了復健所設定的目標才會切實。

思覺失調症患者的家屬可以和有同樣經歷的人分享感受與經驗，從彼此學習和抒發挫折感當中相互鼓勵，對抗思覺失調症的精神失能。參與這類支援團體，他們也會了解社區裡的可用資源、哪一種專業人員最能同理他們並提供協助，以及如何幫助病患和自己有效應付思覺失調症。

何時需要專業協助？

攸關藥物的事應該與病患的精神科醫師討論，不該與

非專業人士商量未經驗證的新療法。精神科醫師通常最能夠掌握可行的療法的科學證據。家屬也不該因為擔心藥物上癮而擅自要求生病的家人停藥。沒有證據顯示服用這類藥物會成癮，如同本書所強調的，思覺失調症的藥物治療有助於預防進一步復發。

123

　　假使思覺失調症患者談及想自殺，就需要專業協助的介入。因此思覺失調症患者需要立即的關注，因為思覺失調症患者的自殺風險非常高；任何企圖自殺的徵兆都需要緊急照護。思覺失調症患者的親近家屬有時也會覺得人生不值得活下去。這種悲觀喪氣會影響到他們應付日常事務和工作的能力，或者導致身體出狀況譬如體重下降、失眠、沒有食慾、消化不良和暈眩。因此家屬若有自殺念頭也應該立刻尋求醫療協助。要照顧思覺失調症患者並不容易。有時候照顧者本身也需要接受治療，才能幫助自己應付生病的家人。社會支持網絡的建立很重要。

　　在這一章，我們談到思覺失調症患者及其家屬幫助自己的一些方法。我們大可只談積極的面向，但終究覺得不能不談到一些難題，採取務實的做法應對思覺失調症和相伴而來的許多挑戰不可能不會遇到難關。不斷累積關於思覺失調症的知識，務實的做法就愈來愈上軌道。懷著包容與理解，很多思覺失調症患者和家屬成功地與這個疾病共處。在照顧者的同理支持與理解下，患者只要找到在過度刺激和刺激不足之間的那條狹路，就能成功避免正性和負性症狀的復發。

SelfHelp 037

思覺失調症：你應該知道的事實（第四版）
Schizophrenia: the facts, 4ᵗʰ edition

著—史帝芬・葛拉特（Stephen J. Glatt）、史帝芬・法拉昂（Stephen V. Faraone）、
莊明哲（Ming T. Tsuang）
譯—廖婉如　審閱—謝明憲、許藝瀚

出版者—心靈工坊文化事業股份有限公司
發行人—王浩威　總編輯—王桂花
執行編輯—裘佳慧　特約編輯—陳佳聖　內文排版—旭豐數位排版有限公司
通訊地址—106 台北市信義路四段 53 巷 8 號 2 樓
郵政劃撥—19546215　戶名—心靈工坊文化事業股份有限公司
電話—02）2702-9186　傳真—02）2702-9286
Email—service@psygarden.com.tw　網址—www.psygarden.com.tw

製版・印刷—中茂分色製版印刷事業股份有限公司
總經銷—大和書報圖書股份有限公司
電話—02）8990-2588　傳真—02）2990-1658
通訊地址—242 新北市新莊區五工五路 2 號（五股工業區）
初版一刷—2020 年 12 月　ISBN—978-986-357-201-5　定價—450 元

國家圖書館出版品預行編目資料

思覺失調症：你應該知道的事實 / 史帝芬・葛拉特（Stephen J. Glatt）、史帝芬・法拉昂（Stephen V. Faraone）、莊明哲（Ming T. Tsuang）作；廖婉如譯 . -- 初版 . --臺北市：心靈工坊文化，2020.12
面；　公分 . --（SelfHelp；37）
譯自：Schizophrenia: the facts, 4ᵗʰ edition
ISBN 978-986-357-201-5（平裝）
1. 精神分裂症　2. 精神衛生學

415.983　　　　　　　　　　　　　　　　　　　　　　109019969